DISSERTATION

SUR

LES ANTISPASMODIQUES

PROPREMENT DITS.

DISSERTATION

SUR

LA NATURE, LA MANIERE D'AGIR,

LES ESPECES ET LES USAGES

DES

ANTISPASMODIQUES

PROPREMENT DITS,

Qui a remporté le prix de l'Académie des Sciences & Belles-Lettres de Dijon en 1764.

Par M. GUILLAUME LAMBERT GODAR,
Docteur en Médecine à Vervier.

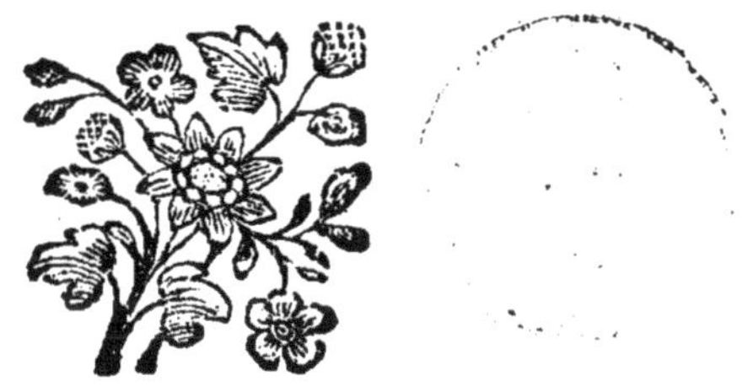

A DIJON,

Chez FRANÇOIS DES VENTES, Libraire de Monseigneur LE PRINCE DE CONDÉ;

A PARIS,

Chez A. DES VENTES, Libraire, rue S. Jacques, vis-à-vis le Collége de Louis le Grand.

M. DCC. LXV.

Morborum communia tria sunt,
Unum adstrictum,
Alterum fluens,
Tertium mixtum.

Themison apud Celsum. præfat. lib. 1.

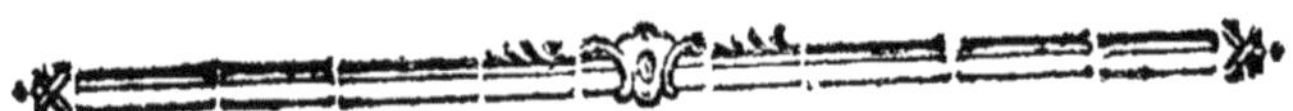

INTRODUCTION.

Les ſciences naturelles forment un corps de doctrine dont tous les membres ſont liés enſemble & ſe rendent des ſervices réciproques : les progrès dans un genre influent ſur l'avancement dans les autres genres, & on doit les conſidérer comme de nouveaux ſentiers qui conduiſent à des points de vue plus élevés, d'où l'on reconnoît les erreurs comme l'on découvre les vérités des ſciences voiſines.

La Phyſique plus cultivée aujourd'hui, enrichie par quantité de nouvelles découvertes, appuyée ſur des raiſons plus fermes & plus ſolides, la Phyſique, dis-je, éclairée & perfectionnée, a répandu des traits de lumiere bien brillans ſur la ſcience médecinale qui lui touche de ſi près.

En banniſſant de la Phyſique moderne les qualités *péripatéticiennes*, on a renouvellé preſque toute la face de la Médecine ancienne, parce que les idées que l'on avoit des vertus absolues des médicamens, ont dû disparoître avec celles des qualités qui leur servoient de fondement. On n'attribue donc plus aujourd'hui des qualités froides ou chaudes aux remedes ; ce qui fut une erreur de nos peres d'autant plus funeste, qu'elle s'opposoit à la recherche des causes des maladies. On sait que les vertus des médicamens sont relatives à la disposition des corps ; que ce qui est échauffant pour l'un, peut être rafraîchissant pour l'autre, & que leurs effets sont autant le produit de la réaction de la machine, que celui de l'action du remede.

Ainsi lorsque l'Académie de Dijon fait, des Antispasmodiques proprement dits, le sujet de son prix, on ne doit pas entendre qu'il y ait dans la nature des êtres qui possédent des qualités Antispasmodiques dans le sens des *Péripatéticiens ;* mais seulement qu'il s'agit de certains remedes qui, appliqués au corps vivant dans des mêmes circonſtances, font conſtamment naître des effets d'une eſpece, quoique cet effet appartienne autant à l'action du corps qu'à celle de l'agent. *Neque verò ipſe ullum medicamentum cognoſco*, dit Boerhaave, *quin ſolò tempeſtivo uſu tale fiat* (1).

Le problême que propoſe l'Académie eſt des mieux choiſis : ſa réſolution ne peut manquer d'avancer les progrès de la Medecine-pratique, & de répandre du jour ſur l'endroit le plus obſcur de ſa théorie. Il s'agit :

1°. De déterminer la nature des Antiſpaſmodiques proprement dits.

2°. D'expliquer leur maniere d'agir.

3°. De diſtinguer leurs différentes eſpeces.

4°. De marquer leur uſage dans les maladies.

Matiere vaſte, qui fourniroit aiſément à un gros volume, & ſi difficile, que l'*Académie*,

(1) *Aphoriſmi de cognoſcend. & curand. morb. in præfat.*

convaincue qu'elle ne peut être approfondie qu'avec un temps & un travail considérable, s'est déterminée à l'annoncer plutôt que de coutume (1).

Je n'ai que trop senti la vérité de ce motif en composant cette Dissertation. Je crains cependant bien moins qu'elle soit trop courte que trop longue. Quoiqu'il en soit, je la divise en autant de chapitres que le problême contient de propositions.

(1 Gazette salutaire 1763, n°. XVII.

DISSERTATION

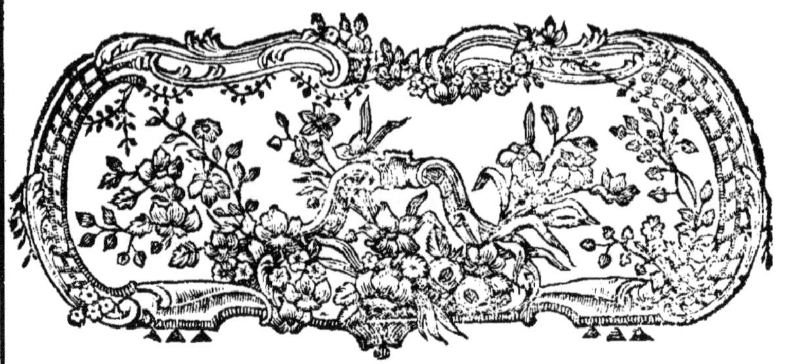

DISSERTATION
SUR
LES ANTISPASMODIQUES.

CHAPITRE I.

Déterminer la nature des Antiſpaſmodiques proprement dits.

LES Antiſpaſmodiques proprement dits ſont des remedes qui diſſipent ou préviennent les ſpaſmes ſtrictement pris. Pour *déterminer la nature* de ces remedes, il faut donc premiérement ſavoir ce que l'on entend par *ſpaſme en général ;* enſuite limiter cette dénomination, & la reſtreindre aux affections qui méritent plus particuliérement ce nom.

Les muſcles ſont doués de l'admirable propriété de ſe contracter ou s'accourcir, ſoit qu'ils ſoient tendus ou relâchés ; & le ſpaſme eſt un vice de cette propriété. Par conſéquent pour parvenir à connoître ce qu'il eſt, il eſt à propos de ſe rappeller la ſtructure des muſcles & les propriétés des fibres qui les compoſent.

Le muſcle, ſelon M. *Winſlow*, (1) eſt un compoſé de maſſes fibreuſes différemment figurées & étendues, pour la plûpart diſtinguées en deux différentes portions, dont l'une, appellée *le ventre* du muſcle, eſt épaiſſe, molette, plus ou moins rouge, & quelquefois pâle; l'autre, nommée *tendon* ou *aponévroſe*, eſt menue, mince, ſerrée & très-blanche. Ces maſſes ſont pour la plûpart rangées par faiſceaux, à côté & le long les unes des autres, entre des cloiſons membraneuſes & cellulaires ou adipeuſes, comme dans des gaînes particulieres. Elles ſont attachées les unes aux autres & aux cloiſons, par une quantité de petits filamens très-déliés. Elles ſont parſemées d'extrêmités capillaires, d'arteres, de veines & de nerfs. Ces faiſceaux ſont renfermés enſemble dans une enveloppe pareille aux cloiſons ou gaînes particulieres, & forment des corps charnus, ſolides, preſque toujours attachés aux os par leurs extrémités ou par une ſeule; ce ſont les muſcles proprement dits : ou ils n'y ont aucune adhérence immédiate & forment des viſceres, des vaiſſeaux, des ſphincters, &c. ayant ſous cet état moins un tendon qu'une partie plus compacte aux principaux endroits de leurs croiſemens.

Chaque paquet de fibres eſt un compoſé d'autres pa-

(1) *Expoſit. anatom.* Traité des muſcles.

quets plus petits, ſemblablement diſpoſés. Ceux-ci ſont également formés d'autres, ainſi de ſuite, ſans qu'on ait pu juſqu'ici parvenir à la ſimple fibre muſculaire, ou découvrir ni ſa nature ni ſa ſtructure particuliere. Ainſi ce que les Auteurs nous diſent là-deſſus n'eſt que conjecture.

Verrheyen, *Baglivi*, *Berger*, *Queſnai*, *King*, penſent que ſa nature eſt la même que celle des vaiſſeaux dont elle ne ſeroit qu'une continuation. *Boerhaave* la conſidere comme le prolongement & l'expanſion du nerf qui ſe rend au muſcle. D'autres lui attribuent une ſubſtance diſtincte du nerf & du vaiſſeau, qu'ils ſe contentent de nommer *Charnue*. Quelques modernes la croient formée du tiſſu cellulaire.

On ne differe pas moins ſur la ſtructure. Les anciens ſe la repréſentoient creuſe & remplie d'une ſorte de moële qu'ils appelloient *Tomentum* (1). La plûpart des modernes la croient ſimplement fibroſo-poreuſe. Suivant *Daniel Bernoulli*, elle eſt formée d'une artere cylindrique, & d'un ou de pluſieurs filets nerveux qui la ſerrent en différens points. D'autres prétendent qu'elle eſt un amas de véſicules arrangées ſur une file en forme de chapelet. *Jean Alfonſe Borelli*, (2) & après lui pluſieurs autres, en font une ſuite de rhombes, & c'eſt d'après cette idée que quelques-uns la conſiderent comme une chaîne d'angles alternatifs ou de brins ran-

(1) Haller & la Metrie, inſtitutions de Médecine de Boerhaave, tome IV.

(2) *De motu animal. part. 1. cap. xvij. prop. cxiv.*

gés en zigzag. M. *Winslow* dit qu'étant examinée avec d'excellens microscopes, elle paroît comme torse, principalement dans se partie charnue, (1) ce qui revient assez à la figure d'une spirale, que plusieurs croient lui avoir vue.

Quoiqu'il en soit, la contractilité de ces fibres dépend de leur *élasticité* & de leur *irritabilité*.

On n'a qu'à porter le couteau dans une piece de gibier, pour s'assurer que ces fibres sont *élastiques*. Le morceau du Chasseur ou le vuide qui en résulte, fait assez connoître que les fibres divisées se retirent de part & d'autre. On peut se convaincre ultérieurement de cette propriété, en tiraillant de la viande, un nerf, une membrane, un tendon. Ces parties souffrent une extension très-notable sans se rompre, laquelle est suivie d'une rétraction manifeste lorsqu'on cesse de tirer.

Les fibres sont donc élastiques, puisqu'elles peuvent s'étendre en tous sens par une cause étrangere, & se rétablir dans leurs premieres dimensions dès que cette cause cesse d'agir : c'est même cette propriété qui rend les visceres membraneux des animaux, une matiere propre à former des cordes d'instrumens, presqu'aussi sonores que celles qu'on tire des métaux.

Le volume étonnant du ventre des Hydropiques, son extension prodigieuse dans la grossesse, sur-tout lorsqu'elle est compliquée avec l'ascite, sa restitution en son premier état après l'opération ou l'accouchement;

(1) *Exposit. anatom.* Traité des Muscles.

les tumeurs énormes du col & des testicules que l'on voit se dissiper sans reste apparent ; le gonflement de l'habitude du corps remarquable dans certains Sujets, lorsque le tems est humide, ou après le bain, &c. sa *détumescence* dans un air âpre & sec ; les vives douleurs, les demangeaisons qui se font sentir dans les playes nouvellement cicatrisées, aux cors aux pieds, dans les parties rhumatisées, lorsque les vents du nord & de l'est succédent brusquement à ceux du midi & du couchant ; la cessation de ces symptômes dans les changemens de tems ; les plaintes de malaise que font les Pulmoniques, les Calculeux, les Fluxionnaires à ces premiers tems, & le bien-être dans lequel ils se trouvent aux seconds, &c, sont, selon *Frédéric Hoffman* (1), des preuves de *l'élasticité* des fibres.

Leur *irritabilité* n'est pas moins certaine. Celui qui réfléchit au déchet que souffre le mouvement dans les machines, par le frottement mutuel de leurs différentes pieces, & au besoin que ces machines ont d'une cause étrangere qui entretienne leur mouvement, apperçoit que celui de la vie seroit bien-tôt éteint, si notre corps n'avoit la merveilleuse faculté de réparer ce qui s'en perd par les frottemens, & de conserver le jeu qui lui est imprimé par la fécondation. Or l'élasticité n'est pas un moyen propre à ces effets, (2) parce qu'un ressort ne peut se bander ni se détendre sans que ses parties se

(1) *Oper. omn. tom. I. libr. I. cap. iv.*
(2) *De Sauvages. Physiol. elem.* Jour. des Sçav. Août 1755.

frottent, & parce que son élasticité, loin de reproduire ce qui se perd de mouvement dans l'*attrition* du *bandement*, fait une pareille perte dans sa détente : en effet, quelque parfait que soit un ressort, il ne rend que ce qu'il reçoit de mouvement : or il n'en reçoit qu'une quantité diminuée par le frottement de la tension ; il ne peut donc rendre que cette quantité, encore ne la restitue-t-il pas toute entiere, puisque sa détente est également accompagnée d'un frottement qui en détruit aussi une partie. D'ailleurs, si l'action réciproque du cœur & des vaisseaux étoit purement élastique, c'est-à-dire, si le cœur se contractoit à la maniere d'un ressort bandé, qui, se détendant, banderoit celui des vaisseaux ; il est manifeste que la circulation ne dureroit pas long-temps, parce que ces ressorts opposés se mettroient bientôt en équilibre. Puis donc que notre machine va son train indépendamment de toute cause étrangere, & que le mouvement s'y perpétue sans diminution, pendant un temps tout à fait disproportionné à la cause d'une premiere impulsion ; il faut que les fibres dont elle est composée soient douées d'un principe singulier de mouvement, qui est leur *stimulabilité*.

Elle se manifeste par la contraction dans les parties musculaires, lorsqu'on les pique ou qu'on les touche avec des instrumens méchaniques, avec des liqueurs âcres, de l'eau tiede, &c. qu'on souffle de l'air dans leurs cavités, qu'on y verse de l'eau, du sang, ou quelqu'autre liquide. Le cœur, les muscles, le diaphragme, le ventricule, les intestins, les vaisseaux lactées, le canal thorachique, la veſſie, la matrice, ſont les viſceres dans leſquels cette propriété ſe montre le mieux & ſubſiſte plus long temps.

On ne doit pas confondre cette propriété avec celle de reſſort, comme l'on faiſoit avant *le célebre Baron de Haller*; & elle en differe par tant d'endroits, qu'il eſt très-aiſé d'en marquer la différence; & ceci eſt très-important à connoître.

1°. Les parties ſe raccourciſſent ſeulement en vertu de leur élaſticité. Elles ſe raccourciſſent & ſe roidiſſent, ou elles s'allongent (1) & ſe roidiſſent, ou elles ſe roidiſſent ſeulement, en vertu de leur irritabilité.

2°. Une fibre qui ſe raccourcit par ſon élaſticité, ne le fait qu'après avoir été tendue. Elle ſe raccourcit ſans ce préalable, en vertu de ſon irritabilité.

3°. Lorſqu'une fibre s'eſt accourcie autant que ſon reſſort l'a permis, & que par-là ſon élaſticité eſt épuiſée & miſe hors de jeu, il lui reſte la faculté de le faire ultérieurement par l'impreſſion d'une cauſe irritante.

4°. L'élaſticité ne ſe manifeſte que proportionnellement à l'état de tenſion, au lieu que la *ſtimulabilité* s'exerce en proportion de l'activité du *ſtimulus*, combinée avec l'état de tenſion.

5°. L'effet de l'élaſticité eſt infiniment moins fort que celui de l'irritabilité.

(1) Ce qu'on allégue ſur la roideur & l'élongation ſimultanées, eſt fondé ſur l'action des organes de la volupté & de quelques autres qui paroiſſent doués d'une irritabilité d'un genre particulier, dont nous dirons quelque choſe vers la fin du chapitre troiſieme.

6°. La tenſion qui réveille l'élaſticité ſuit les raiſons directes de la cohéſion des élémens & de la force tendante, au lieu que la tenſion qui ſollicite la *ſtimulabilité* eſt en raiſon directe de celle ci, & inverſe de l'autre, c'eſt-à-dire, que plus une puiſſance tend à allonger une fibre ſenſible non ductile, & moins cette fibre a de reſſort ou de force pour réſiſter à ſon allongement, plus elle eſt excitée à l'action. Delà les contractions ſont plus violentes, à l'occaſion de quelque aiguillon, dans les jeunes ſujets que dans les vieux, dans la portion charnue d'un muſcle, ſelon M. *de Haller*, que dans la tendineuſe, dans les perſonnes délicates que dans les robuſtes, dans les gens épuiſés de maladie que dans les bien-portans, quoique les fibres des premiers, pour être plus molaſſes, plus humides, pour être d'un tiſſu plus foible, plus relâché, aient moins d'élaſticité, moins de force que celles des ſeconds.

7°. La réaction de l'élaſticité eſt égale à l'action de la cauſe qui la met en jeu : la réaction de l'irritabilité ſurpaſſe l'énergie de ſa cauſe excitante. La premiere ne peut donc ſurmonter l'impreſſion qu'elle reçoit, ni prendre une direction contraire, qu'enſuite de l'affoibliſſement ou de l'inaction de cette cauſe ; mais l'autre n'a pas beſoin d'attendre ce ralentiſſement, elle réagit par un redoublement d'effort, qui, l'emportant ſur ſa cauſe, produit ſon effet à l'égard des attouchemens même irrépercutibles.

8°. Delà, toutes choſes reſtant égales, les élémens d'une fibre tendue ne peuvent ſe rapprocher, ou ſon élasticité ne peut avoir son effet que par la solution de continuité ou par le défaut des attaches de cette fibre, au lieu que l'irritabilité s'exerce & opere efficacement sans ces conditions.

9°. Le champ parcouru par l'élasticité suit le rapport de la vîtesse du mouvement, tellement qu'à plus de vîtesse répond un plus grand espace, à une moindre vîtesse répond un plus petit trajet : l'irritabilité ne respecte gueres ces loix. Le cœur, par exemple, arraché d'un sujet vivant, s'ouvre quelquefois considérablement avec lenteur. Tantôt sa dilatation diminue, la vîtesse demeurant la même ; d'autre fois la lenteur augmente avec l'espace parcouru, ou celui-ci diminue, quoique le mouvement soit accéléré.

10°. L'élasticité mise en jeu continue ses mouvemens sans interruption, & elle se rallentit d'une façon graduée. L'irritabilité éveillée prend des momens de repos sans cause manifeste, & recommence ses contractions sans observer aucune gradation, ni la moindre régularité de ces alternatives.

11°. Les mouvemens de l'élasticité ne se propagent gueres dans le cas de mollesse & d'humidité des fibres : l'irritabilité n'est aucunement arrêtée par ces obstacles, elle répand ses ondulations au loin & au large ; elle les fait sauter d'une fibre à l'autre. C'est elle qui établit une correspondance intime entre des parties éloignées, qui forme leur sympathie : c'est par cette propriété que les fibres se remuent, quoique la cause qui excite ce mouvement soit souvent bien loin delà : c'est elle qui fair ramper les spasmes, qui en fait des courans d'oscillations, qui les transporte : elle est la raison de leurs inconstances, de leurs variétés : c'est par elle qu'ils affectent de paroître & de disparoître alternativement, de se rallentir un instant, de redoubler le moment suivant, de se transporter comme par éclairs de l'intérieur à l'extérieur, & réciproquement.

12°. L'élasticité subsiste avec la vie, l'irritabilité périt avec elle (1).

13°. L'irritabilité d'une fibre récemment détachée

(1) Ceux qui, avec le Baron *de Haller*, nient que l'irritabilité soit animale, peuvent lire *périt presque avec elle*; qu'il me soit cependant permis de leur faire observer que l'ame est un principe d'action d'une fécondité inépuisable, dont les facultés se développent & varient d'après le nombre & la diversité des organes; de sorte que si Dieu ajoutoit au corps, de nouveaux instrumens relatifs aux fonctions de cette puissance, elle recevroit un surcroit de facultés, & produiroit des actions dont nous n'avons aucune idée. Un pareil principe qui, avec le peu d'organes que nous lui connoissons, produit déja une multiplicité d'opérations qui étonnent, paroît certes bien capable de donner l'*irritabilité* aux fibres, ou la faculté de se remuer par la voie de la sensibilité; & il n'est pas à présumer que l'Etre infiniment sage, qui a ménagé par-tout les principes d'action avec tant d'économie, les ait prodigués dans cette occasion.

Je sais que ce qui révolte ici, c'est que l'ame agiroit sans le savoir. Mais comment veut-on qu'elle sache qu'elle opere dans un organe, qui n'est pas celui de la réflexion & qui n'a aucun commerce avec lui ? N'est-ce donc pas la réflexion qui donne à l'ame la conscience de ses actions ? Ne perd-on pas, dans le mal caduc, le sentiment & la connoissance, dès que les sensations & les idées se présentent en si grand nombre à la fois, & avec tant de vitesse, que l'ame ne peut plus prêter attention à aucune en particulier ? Sent-on la douleur du coup d'une bonne lancette, lorsqu'il est porté avec cette promptitude qui surpasse celle de la réflexion ?

d'un ſujet vivant, s'éteint par le froid & le deſſéchement. Ces cauſes, loin de produire le même effet ſur l'élaſticité, la développent au contraire, & l'augmentent conſidérablement (1).

14°. L'irritabilité eſt ſenſible à des agens qui ne font aucune impreſſion ſur l'élaſticité : en effet, la cauſe qui éveille l'irritabilité n'eſt quelquefois qu'un ſimple contact, une irritation chymique, dont l'action étant audeſſous de la diſtenſion méchanique, ne peut bander les reſſorts : c'eſt ſouvent une penſée, quelque paſſion, qui, pour être des entités métaphyſiques ou morales, ne peuvent avoir aucun effet ſur l'élaſticité.

15°. Enfin, l'élaſticité eſt entiérement ſoumiſe à la cohéſion des élémens, vu qu'elle n'eſt qu'une modification de la force qui les unit enſemble, au lieu que la *ſtimulabilité*, loin d'être ſubordonnée à la cohérence des molécules, lui donne plutôt la loi. Cela eſt démontré par la force étonnante des maniaques & des enragés, qui caſſent & briſent des chaînes, dont la force ſurpaſſe de beaucoup celle des fibres de tous les muſcles qui cooperent à cette action; & par l'expérience qui apprend que les muſcles du corps vivant élevent des poids qui les rompent dans le cadavre (2).

Quoique l'irritabilité ſoit inhérente aux fibres muſculaires, elle ne produit cependant des contractions vigoureuſes qu'autant qu'elle eſt aidée par l'action des

(1) Haller, Elem. Phyſiolog. tom. IV. pag. 453

(2) *Idem. primæ lineæ Phyſiol. paragraph.* 409.

nerfs. Une partie, par exemple, récemment détachée d'un tout vivant, continue ses oscillations ou renouvelle ses contractions, si on la touche ou qu'on la fomente ; mais cette action est foible, & ne peut surmonter de grandes résistances, de sorte que pour subvenir aux mouvemens de l'économie animale, l'irritabilité a besoin du secours & de l'influence des nerfs.

Les preuves de cette influence sont positives ou négatives.

Celles-ci se déduisent de la paralysie, qui est l'effet de la compression, des blessures, de la corruption du cerveau, du cervelet ; ou de la ligature, de l'obstruction & de la section du nerf.

Les positives sont l'expérience de *Bellini*, qui fait voir qu'en irritant le nerf phrénique, le diaphragme entre en contraction. Celle de *Swammerdam*, répétée par *Stuart* & par d'autres, dans laquelle, après avoir coupé la tête à une grenouille, on irrite avec un stilet le commencement de la moëlle de l'épine, ce qui agite & fait trembler tous les membres. La même chose arrive dans les muscles de la tête, lorsqu'on moleste la moëlle allongée, ou dans ceux du bras & des jambes, lorsqu'on affecte le plexus brachial ou le nerf sciatique ; &c. (1) d'où il est manifeste que les nerfs sont dans un rapport d'action très-intime avec les fibres musculaires ; que c'est d'eux que la fibre contrac-

(1) La Métrie, instit. de Boerhaave, paragraph. 401. Haller, Mém. sur la nature sensible & irritable. Journ. de Médecine, tome IX.

tile reçoit le degré de force requis pour vaincre la résistance qu'elle a à surmonter dans l'ordonnance naturelle de la machine : il paroît même que ces faits, combinés avec ce que l'on connoît de la structure du cerveau & de l'économie des sécrétions, décident que cette influence des nerfs sur les fibres motrices, s'opere par l'entremise d'un fluide subtil, auquel on a donné le nom d'*esprit*, & dont on explique différemment la maniere d'agir.

Thomas Willis supposoit que ces esprits étoient spirituoso-salins, & les particules du sang nitro-sulphureuses ; & que de leur mélange il résultoit une explosion qui gonfloit subitement les fibres & les faisoit s'accourcir (1).

Borelli imaginoit une pareille effervescence entre les sels de la lymphe nervale & les alkalis du sang (2).

Bernoulli a ajouté à cette idée celle du développement d'un éther renfermé dans les molécules fermentantes.

Keil a considéré les globules du sang comme des balles remplies d'un air condensé, lesquelles crevoient par l'attraction des esprits.

Le Grand Newton a tranché plus court, en se représentant les esprits comme une matiere éthérée, très-élastique, qui, poussée dans les fibres musculaires, produisoit leur raccourcissement (3).

---

(1) *De morbis convulf. pag. 2.*
(2) *De motu animal. libr. 2. prop. 27.*
(3) Haller & la Métrie, instit. de Boerhaave, §. 402, 404.

M. Lecat en fait un composé de lymphe & de l'esprit séminal universel, que la seule agitation raréfie & rend capable de contracter les muscles en gonflant les cellules (1).

Descartes a cru que cette contraction étoit l'effet de la simple affluence plus abondante des esprits.

Boerhaave est aussi de ce sentiment, & il en explique plus particuliérement le méchanisme, en ajoutant que cette abondance du liquide nerveux remplit les membranes des fibres, les dilate, change la figure oblongue de leurs cellules en une plus ronde, augmente les petits diametres, diminue les grands, & fait ainsi approcher les deux tendons l'un de l'autre (2).

D'autres enfin ont invoqué le feu élémentaire pour expliquer ce fait; & même quelques modernes ont introduit la matiere électrique sur la scène, fondés sur l'énergie & l'universalité de ce fluide admirable.

Mais l'on voit aisément ce que l'on doit penser de tous ces systêmes. Ceux de *Willis*, de *Borelli*, de *Bernoulli* & de *Keil*, sont des suppositions gratuites aussi contraires à la nature des fluides du corps humain, à l'exiguité, à la délicatesse, & aux autres qualités sensibles des fibres musculaires, qu'à la promptitude & à la subordination des comparutions & disparitions du phénomene.

Les sentimens de *Newton*, *Lecat* & *Descartes*, ont

(1) Dissert. qui a remporté le prix de l'Acad. de Prusse, dans *Com. de reb. &c.* vol. 3. pag. 403.

(2) La Métrie après Haller, *ubi suprà.*

besoin d'être étayés de l'explication *Boerhaavienne*, & celle-ci est fondée sur une structure de fibres plus imaginaire que démontrée, & qui produiroit dans le muscle contracté un gonflement qu'on n'observe pas. De plus, l'on ne voit dans ces opinions aucune raison du mouvement musculaire réveillé par le contact des choses âcres, & par la simple piqûre.

Ces considérations excluent aussi le *feu* du ministere qu'on lui assigne, puisque cet élément agit par l'expansion des fluides, qui gonfleroient le muscle contracté & le soustrairoient également à l'empire de la volonté; outre que le feu est plus propre à modérer ou à faire cesser les mouvemens musculaires qu'à les exciter, par la douce chaleur qu'il produit, laquelle a une vertu calmante & antispasmodique, selon ce qui sera dit ci-après. Ajoutons que la ligature du nerf qui rend le muscle paralytique, n'empêcheroit pas cette cause de se répandre ni d'agir, non plus que le *fluide électrique*, qui d'ailleurs se trouve inhabile à produire un phénomene auquel la simple piqûre suffit : loin d'être capable d'exciter l'électricité, elle enleveroit au muscle sa prétendue cause de mouvement, en absorbant le fluide en question, vu sur-tout que le défaut d'attraction des corpuscules légers approchés d'un muscle ou d'un nerf, apprend qu'il n'y est pas en une quantité suffisante pour la commotion, à laquelle on voudroit peut-être recourir : il n'y a donc aucun de ces systêmes qui satisfasse au phénomene.

Il étoit réservé, à l'*illustre Baron de Haller*, de

donner le mot de l'énigme. L'irritabilité des fibres sur laquelle il a fixé l'attention des Physiologistes, décéle le méchanisme de cette contraction, dès qu'il est certain que les fibres musculaires sont irritables à leur extérieur, qu'il suffit de les toucher, de les piquer, de les arroser de quelque liqueur, de les ventiler, pour les faire contracter ; dès que l'on sait que le sang est l'aiguillon propre du cœur, que quelques gouttes de ce fluide peuvent entretenir ses battemens, que le ventricule droit n'a d'autre avantage à l'égard de la durée de ces mouvemens sur le gauche, que parce que le sang continue d'y arriver, après qu'il a cessé de se rendre à l'autre, comme il est prouvé par l'industrie de ce célebre Auteur, qui a sçu retourner le phénomene (1); d'après tous ces faits, dis-je, qui démontrent que les fibres sont irritables à leur extérieur, on est fondé d'inférer qu'elles le sont également à leur intérieur, & de croire que le fluide subtil qui passe par leur cavité, leur sert de *stimulus*; qu'elles se contractent au simple contact des esprits, comme le cœur le fait à l'attouchement des globules du sang ; & puisque la vigueur des contractions dépend de la libre communication entre le genre nerveux & le musculaire, il s'ensuit que des deux sortes d'irritabilité, l'interne est la plus exquise, & que les aiguillons extérieurs ne peuvent occasionner des effets considérables, sans être aidés dans leur action

(1) Mém. sur la nat. sens. & irrit. exper. 515. 518. 519. 521. 522. 523.

par

par celle du *ſtimulus* interne, ou qu'autant qu'ils réveillent celle-ci & la mettent de la partie.

C'eſt donc le liquide nerveux, qui, ſollicitant continuellement les fibres à la contraction, modifie leur ton. C'eſt ſon affluence plus ou moins égale qui regle leurs efforts reſpectifs, qui entretient ou rompt l'équilibre de leurs tendances réciproques, qui les rend plus ou moins ſenſibles aux irritations extérieures; c'eſt ſon abondance, ſa rapidité, ſon acrimonie, qui cauſent ſeules, ou de concert avec les cauſes irritantes externes, les redoublemens de leurs contractions.

Les anciens Auteurs Grecs admettoient deux eſpéces de redoublemens : ils les nommoient *ſpaſme*, lorſque la contraction augmentée donnoit de l'agitation aux membres; *tétan*, lorſqu'elle ne faiſoit que les roidir.

Mais comme ces altérations de la force contractile des fibres procedent des mêmes cauſes, affectent les mêmes parties, s'exerçent dans une même maladie, dans un même période, tantôt d'une façon, tantôt de l'autre, on les comprend aujourd'hui indiſtinctement ſous le nom de *ſpaſme* ou de *convulſion* (1).

On entend donc par *ſpaſme*, moins l'accourciſſement effectif des fibres (qui n'a pas lieu dans le tétan) que le redoublement ou l'intenſité de cet effort, au moyen duquel elles ont le pouvoir de rapprocher leurs élémens, de ſe contracter ou de ſe roidir; & delà cette affection n'eſt pas bornée aux ſimples fibres muſculai-

(1) *Vanſwieten, Comment. in Boerhaave*, §. 230.

res ; mais elle convient également aux fibres nerveuſes & à leurs dépendances. En effet, quoique *M. Haller* ait démontré par ſes nombreuſes expériences (1) que les nerfs ſont dépourvus de la faculté de ſe contracter ſenſiblement ou à la maniere des fibres muſculaires ; les effets de leurs irritations ſemblent prouver qu'ils peuvent le faire inſenſiblement, & qu'ils ſont ſuſceptibles de ſe roidir. Car conçoit-on que les nerfs cauſent des mouvemens ſi énormes dans les muſcles auxquels ils ſe diſtribuent, ſans être eux-mêmes ſaiſis de quelque agitation ou frémiſſement tonique ? Si l'on réfléchit que la végétation qui excite, ſans doute, des mouvemens bien efficaces dans les ſolides, s'exécute pourtant ſans qu'on s'apperçoive de la moindre oſcillation dans les fibres des végétaux ; que les vibrations qui produiſent les ſons les plus forts ſont, ſelon Meſſieurs *Caré* (2) & *de Lahire* (3) imperceptibles, on ſe tiendra en garde contre l'induction que l'on tire trop légerement du repos apparent de nos fibres, à la nullité de leurs mouvemens. D'ailleurs on ne connoît pas aſſez les différens genres d'irritations qui peuvent convenir aux différentes fibres, ni le lieu où les cauſes irritantes doivent être placées, ni la maniere de les appliquer, pour pouvoir conclure avec certitude qu'une partie n'eſt pas contractile, parce que les moyens employés ne la mettent pas en mouvement. La conjonctive, par exemple, ſupporte

(1) Mém. ſur les parties irritab. exp. 565. 566. 567.
(2) Hiſt. de l'Acad. Royale des Sçiences de Paris, 1709.
(3) *Ibid.* 1716.

ſans peine ni trouble, l'application *du tartre émétique*, *du ſaffran des métaux*, qui ſont de ſi puiſſans irritans à l'égard de l'eſtomac. L'iris eſt inſenſible aux irritations chimiques & méchaniques; mais la *lumiere* la fait contracter. L'action des nerfs ſe réveille par l'irritation méchanique, & elle eſt ſourde aux irritations chimiques (1). *L'élixir de propriété*, *l'huile de térébenthine*, adouciſſent les plaies douloureuſes des nerfs & des tendons, ils irritent violemment celles des plaies charnues. L'impreſſion des *rayons lumineux* ſur la rétine excite des contractions dans l'iris; cette impreſſion ſur l'iris même eſt ſans effet. *Une mie de pain* gliſſée dans la trachée-artere, *les vapeurs âcres* que l'on inſpire, font violemment touſſer; cependant *M. Haller* n'a pu produire la toux par aucune de ſes irritations; (2) il n'a pas mieux réuſſi à l'égard des glandes : les glandes, dit-il, ne paroiſſent gueres irritables, & *M. André* leur refuſe cette propriété. D'après ſes expériences, (3) néanmoins les ſécrétions & excrétions augmentent par l'irritation naturelle & morbifique de ces organes, de l'aveu même de ce ſavant Magiſtrat; d'où il eſt forcé de reconnoître que quoique ni l'éguille, ni l'inſtrument tranchant ne produiſent aucun mouvement apparent dans les glandes, il ne s'enſuit pas qu'elles ſoient dénuées d'irritabilité (4).

(1) Haller, Diſſert. ſur l'irritab. pag. 44.
(2) Second Mém. ſur les part. ſenſib. & irritab. ſect. XVIII.
(3) Elémens Phyſiol. tom. 2. pag. 377.
(4) *Ibid. pag. 438. Item. tom. 4. pag. 455.*

Si à ces faits on joint les réflexions qui se présentent naturellement sur la singularité des objets de chacun de nos sens; si on se rappelle que les vibrations de l'air, quelque fortes qu'elles soient, n'ébranlent pas la rétine; que des rayons de lumiere, quelque concentrés qu'ils puissent être, n'ont pas la capacité de produire le moindre son; que les saveurs les plus ameres n'affectent pas l'odorat, ni les odeurs les plus fortes, le goût; on sentira avec combien de retenue l'on doit prononcer, d'après les expériences *Hallérienes*, sur la mobilité des fibres qui entrent dans la composition de notre merveilleuse machine, & l'on ne passera pas si légérement sur certains phénomenes, qui, quelque méprisés qu'ils soient aujourd'hui, ont paru à nos prédécesseurs prouver l'étendue des affections spasmodiques au-delà de la sphere musculaire. J'entends certaines migraines qui font sentir un état de tension dans les membranes de la tête, quoiqu'elles ne gênent l'exercice d'aucun muscle de cette partie. Je veux parler de ces difficultés de respirer, dont la cause se rapporte à la région du médiastin; de ces frissons errants, de ces sentimens vagues de formication qui suivent des directions qui ne s'accordent pas du tout avec la position des muscles souscutanés; &c. Ces phénomenes balancent assurément les conclusions tirées des nouvelles expériences sur l'irritabilité des fibres, & nous ramenent à la doctrine des *Sthals* & des *Hoffmans*, qui établissent le siege des spasmes dans le tissu des parties nerveuses, membraneuses & musculaires, & selon laquelle on appelle *ton* la tenſion naturelle des fibres, *atonie* leur relâchement, *ſpaſme* leur roideur quelque peu augmentée, *convulſion* leur état de tenſion porté à un degré fort conſidérable (1).

Ainſi le ſpaſme en général eſt une augmentation du ton des fibres ou de l'effort qu'elles font pour ſe contracter, lequel produit des mouvemens convulſifs, des agitations toniques, ou une ſimple roideur des parties qui en ſont vexées.

Or, cet effort redouble & devient plus conſidérable, ou du chef de l'irritation interne, ou du chef de l'irritation externe.

Si ce redoublement provient de la ſeule irritation interne, c'eſt un ſpaſme légitime, & celui que l'on nomme *ſpaſme ſans matiere.*

Si cet effet eſt occaſionné par l'irritation externe, qui, vu la ſenſibilité trop exquiſe des fibres, la ſtructure de l'organe, la nature de l'agent, réveille l'action de la cauſe interne, & s'en laiſſe dominer; c'eſt encore un ſpaſme proprement dit; on l'appelle alors *ſpaſme avec matiere.*

Mais ſi la contraction eſt produite par l'irritation externe, tellement que l'interne ou l'action des nerfs & de leur fluide lui ſoit ſubordonnée, l'effet eſt un *ſpaſme bâtard*; c'eſt-à dire que le ſpaſme légitime ou proprement dit differe du bâtard, comme la force vive de *Leibnitz* differe de la force morte; parce que dans

(1) *Michaël Alberti, introduct. in univerſ. Medicin.* §. 81, 82.

le premier, les esprits sont animés d'un surcroît de force vive de la part des vibrations nerveuses; & que dans le second ils ne reçoivent qu'un surcroît de force morte de la part des fibres musculaires : c'est delà qu'il est dans le caractere du spasme proprement dit, de se soutenir indépendamment de l'irritation externe; au lieu que le bâtard en dépend tellement, qu'il cesse aussitôt que l'aiguillon extérieur cesse d'agir.

Ainsi, quoique l'essence de la fievre consiste, selon *Frédéric Hoffman* (1), dans une constriction spasmodique du genre fibreux & vasculaire; elle n'est pourtant pas un spasme proprement dit, lorsqu'elle dépend des impuretés des premieres voies, ou de l'âcreté du sang, parce qu'alors l'effet résulte de l'activité de l'agent sur l'irritabilité externe; elle n'est véritablement spasmodique que dans le cas où la cause est une simple ataxie des esprits produite par les passions ou par quelque impression capable d'exciter immédiatement du trouble dans leur distribution.

Si la matiere fébrile, outre les parties âcres par lesquelles elle agace les parois du cœur & des vaisseaux, renferme des miasmes assez subtils pour se mêler à ce liquide spiritueux & l'infecter; les symptômes de la fiévre, qui dériveront de cette cause, seront spasmodiques en toute rigueur. Par la même raison, les violens spasmes, les convulsions étranges que les *poisons* pro-

(1) *Oper. tom. 2. sect. 1. prolegomen. §. 4. item. oper. supplement 2. part. 2. dissertat. de mot. febril. indole.*

duisent, sont de vrais spasmes; parce que l'énergie de ces agens est telle qu'elle pénétre jusqu'à l'irritabilité interne, ou qu'ils mêlent leur virulence aux esprits.

Conséquemment à cette distinction des spasmes, la constipation, la diarrhée, le larmoyement, le diabetes, le ptyalisme, la suppression des urines & autres affections spasmodiques de notre machine, occasionnées par de mauvais levains, par des purgatifs, par des vapeurs âcres, par les diurétiques, le mercure, la fumée du tabac, la phlogose des reins, &c. ne sont pas de vrais spasmes, parce que dans tous ces cas l'effet procéde d'une irritation externe; & que la cause ne suppose ni ne requiert aucun dérangement dans l'irritabilité des fibres: mais ils le deviennent, si-après que ces agens matériels sont ôtés, l'affection subsiste par la seule impression que le genre nerveux en a reçue.

Au contraire, le hoquet, le vomissement, la toux, l'éternuement, les agitations convulsives des membres, sont de vrais spasmes, parce que ce sont tous mouvemens violens qui ne s'operent que par l'ataxie des esprits & par la sympathie des nerfs. De même le diabetes des hystériques, la suppression totale des urines par une cause quelconque qui n'affecte qu'un des reins, la migraine, les points de côté, les crampes, les torticolis, &c. produits par des aigreurs dans les premieres voies, la passion hystérique occasionnée par une simple congestion de sang ou de lymphe dans la substance de la matrice; les coliques, la cardialgie, les angoisses qui arrivent par des passions, par un coup de vent, par l'humidité & le refroidiſſement des pieds, ſont des ſpaſmes proprement dits, parce que ces affections n'ont lieu que dans des ſujets extrêmement ſenſibles, préſuppoſent une irritabilité trop exquiſe, & ſont moins les effets de l'action de la cauſe matérielle que celui de la réaction des nerfs. Enfin, c'eſt auſſi delà que les maladies humorales, qui fatiguent beaucoup le tiſſu des fibres, prennent par la durée, le caractere ſpaſmodique, vu que le ſolide affoibli devient plus ſenſible, & réagit convulſivement du chef de ſon irritabilité augmentée.

Le ſpaſme proprement dit eſt donc celui qui eſt excité par un *ſtimulus* interne, ou qui étant préparé par une vibratilité exceſſive des nerfs, par l'irritabilité contre nature des fibres, par la ſympathie naturelle des viſceres, s'éleve à l'occaſion de la cauſe la plus légere; par conſéquent *la nature des Antiſpaſmodiques proprement dits* eſt relative à l'appareil organique des fibres & à l'économie des nerfs. Les parties conſtitutives de la plupart de ces remedes doivent donc être d'une ſubtilité extrême, & il faut qu'il y ait entr'elles & le liquide nerveux, une affinité, un rapport, en vertu deſquels les exhalaiſons qui émanent de la drogue, aient accès dans les plus minces filieres du cerveau, ſoient miſcibles à la lymphe ſpiritueuſe qui y coule, puiſſent adoucir ſes âcretés, prévenir ſes écarts, réprimer ſes mouvemens, agir ſur le parenchyme des fibres, ſur le tiſſu des nerfs, ſur leur ſenſibilité, & le ramener à l'état d'eutonie.

CHAPITRE II.

Expliquer la maniere d'agir des Antiſpaſmodiques proprement dits.

EXPLIQUER la maniere d'agir d'un remede, c'eſt déclarer les moyens par leſquels il détruit la cauſe de la maladie. Or, nous venons de trouver que les cauſes du ſpaſme proprement dit ſont des irritations aſſez fortes pour exciter le genre nerveux à des vibrations tumultueuſes, & cette énergie des irritations procede, ou de la violence du *ſtimulus*, ou de l'irritabilité trop exquiſe des fibres : donc, expliquer la maniere d'agir des Antiſpaſmodiques proprement dits, c'eſt expoſer la façon dont ils moderent les cauſes irritantes & celle dont ils rèfrenent l'irritabilité.

On ne peut comprendre comment l'une ou l'autre ou ces deux choſes ſont opérées, ſans auparavant avoir une notion exacte de la *contractilité* des fibres : donc, pour expliquer la maniere d'agir des Antiſpaſmodiques proprement dits, nous devons nous rappeller les fondemens de cette propriété, & faire des recherches ſur les conditions qui l'élevent à l'état d'une trop grande irritabilité.

Nous avons vu que la contractilité naturelle des fibres dérive de deux ſources, de l'*élaſticité* & de l'*irritabilité*, qui ſont les élémens de cette propriété, ou deux principes qui concourent à un même effet dans la proportion de leur rapport mutuel ; ainsi, pour connoître les différentes modifications dont cette contractilité est susceptible, nous devons, à la maniere des Mathématiciens, la résoudre en ses principes ou la décomposer, & considérer les fonctions particulieres de chacun de ces principes ; ensuite l'harmonie & l'ordonnance de leur concours.

Je commence par l'*élasticité*. Le muscle qui se contracte, la membrane qui se tend, le nerf qui se roidit, ont leurs points d'attache, qui sont plus ou moins violentés par cette action : l'élasticité donne à ces points la force nécessaire pour résister à la distension, au moyen de quoi le membre obéit au mouvement du muscle, la membrane reprend son ton, le nerf se remet dans sa premiere assiete.

L'élasticité rend le même service aux différentes portions de la fibre qui se contracte. En effet, cette contraction n'est pas une pour toutes les fibrilles ou les élémens de la fibre, de sorte qu'il n'y auroit qu'un centre commun vers lequel ces parties tendroient ; si cela étoit, la lassitude qui suit de l'exercice trop violent des muscles, n'affecteroit que les tendons ou les attaches des fibres, puisqu'il n'y auroit que ces parties qui auroient été étendues & allongées ; toutes les autres portions étant accourcies & rapprochées pendant cette action. Cependant le sentiment de la lassitude est répandu sur la totalité de la fibre ; par conséquent la contraction se fait singuliéremnnt dans chaque fibrille, & elles ont toutes leur centre particulier, vers lequel leurs élémens se portent ; ce qui est d'ailleurs démontré à l'œil par les expériences 476, 484, de M. *Haller* ; (1) ce sont donc autant de contractions partiales qui raccourcissent chaque fibrille, distendent leurs attaches mutuelles, & qui y produiroient une divulsion réelle, si le ressort de ces liens n'y résistoit : quelques Anciens n'ont pas méconnu cette distraction qui accompagne la contraction, puisqu'*Avicenne*, & plusieurs autres ont avancé que dans toute convulsion il y avoit *contraction & distension* (2).

Un autre service que rend l'élasticité aux fibres, se déduit de la force qu'elle prête à l'irritabilité de chaque fibrille. Cette irritabilité est une tendance à l'*approchement* réciproque que la vie donne aux élémens : or, le ressort méchanique agit aussi en ce sens, par conséquent il fortifie leurs actions.

C'est le résidu de l'élasticité qui répare le ton perdu & met la nutrition à même de le corroborer : une corde d'instrument de musique, qui reste long-temps bandée, se relâche ; remise en liberté, elle récupere peu à peu son ressort ; ce qui se reconnoît aux variétés de son ton dans ces différens temps ; (3) la même chose doit donc arriver à nos fibres. L'élasticité rapproche, pendant le sommeil & le repos, les élémens que la tension de la veille & de l'exercice avoit écartés, & la

---

(1) Mém. sur la nature sens. & irritab.

(2) *Mercurialis Medicina practica*, *cap. 25. pag. 133.*

(3) Jean Phil. de Limbourg, traité des eaux de Spa, 2e édit. paragraph. 109.

nutrition ajoutant de nouvelles molécules, qui rallient ces élémens ainſi rapprochés, la fibre ſe trouve auſſi forte qu'auparavant.

L'élaſticité donne donc la force méchanique à la contractilité des fibres : mais l'*irritabilité*, qui eſt l'autre fondement de cette propriété, lui procure la force vitale. Nous avons fait remarquer que la réaction de la premiere de ces forces eſt égale à l'action de ſa cauſe excitante ; que celle de la ſeconde la ſurpaſſe ; & c'eſt en conſéquence de cette diverſité de loix de ces deux principes de mouvement, que le premier ne peut ſurmonter l'impreſſion qu'il reçoit, ni prendre une direction contraire, qu'enſuite de l'affoibliſſement ou de l'inaction de l'agent, tandis que l'autre n'a pas beſoin de ce rallentiſſement, parce qu'il réagit par un redoublement d'effort qui l'emporte ſur ſa cauſe & qui ſe répand. Ainſi celui-ci a ſon effet à l'égard du ſimple contact, d'un attouchement irrépercutible, d'une irritation chymique, ou d'une diſtraction des fibrilles infiniment petite & tout à fait au-deſſous de la tenſion de leurs reſſorts.

L'irritabilité prévient donc les cauſes qui pourroient faire violence à l'élaſticité des fibres : elle va, pour ainſi dire, au-devant de leurs impreſſions ; elle rend la fibre ſenſible au ſimple chatouillement, & épargne ainſi bien des violences à l'économie animale. Sans cette propriété les fibres ne pourroient exercer les mouvemens néceſſaires à la vie, qu'à force d'être violemment bandées, & ce moyen uſeroit les ſolides, pervertiroit les fluides, porteroit la ruine dans son exécution.

Le service que l'irritabilité rend à la fibre ne se borne pas à devancer l'action de l'élasticité : elle lui sert, & même principalement dans les cas où la distension méchanique bande les ressorts. La fibre tendue réagit par son élasticité ; mais elle ne peut surmonter de ce chef la cause qui la distend tant qu'elle persévere dans sa force, vu la loi d'équilibre entre l'action & la réaction qui regle ce principe. Il faut donc que l'irritabilité intervienne, laquelle s'irritant en proportion de la violence faite au ressort, elle joint sa force à celle du ressort, & rompt ainsi l'équilibre à son avantage ; par conséquent l'irritabilité soutient l'élasticité, & elle préserve la fibre de rupture dans tous les cas d'une distension peu supérieure à la cohésion des parties élémentaires.

Mais le service est réciproque : l'élasticité garantit à son tour l'irritabilité, & lui sert comme de bouclier ; car une fibre plus élastique peut supporter des chocs plus rudes, des tiraillemens plus considérables sans être offensée, qu'elle ne pourroit le faire avec moins d'élasticité.

L'*ordonnance* de ces deux propriétés dans une même fibre est donc telle que l'irritabilité suit la raison inverse de son élasticité ; & c'est en conformité de cette loi de la contractilité que les fibres des paysans sont moins irritables que celles de l'homme délicat, que leurs muscles peuvent agir plus long-temps sans se fatiguer ; c'est aussi delà que les passions hystériques baissent avec l'âge, & semblent respecter la vieillesse. Par la raison des contraires, plus les fibres d'un sujet sont grêles, minces, foibles, plus sa constitution est susceptible de mouvemens désordonnés par de moindres causes : certaines femmes ont les nerfs si tendres, si délicats, que la plus légere odeur, qui est insensible à l'homme robuste, suffit pour les faire tomber en pamoison. Les personnes qui vivent mollement, qui ne donnent pas le mouvement nécessaire à leur corps, paient d'ordinaire leur paresse par mille maux que l'irritabilité excessive d'un tissu trop lâche, trop peu serré, leur attire.

En conséquence des fonctions de l'élasticité relatives à l'irritabilité, il s'ensuit que lorsque les fibres sont dans un état de violence extrême, lorsque leurs ressorts touchent au terme de la rupture, l'irritabilité doit alors être bien exquise. Aussi est-il d'expérience que les inflammations des parties peu extensibles, comme par exemple des nerveuses & aponévrotiques, sont souvent accompagnées de convulsions : que les affections spasmodiques ne vexent jamais tant les filles qu'aux approches de leurs regles. Un tendon à demi-coupé tiraille, par sa rétraction, la portion restée entiere & les filamens de leur mutuelle attache. Si les fibres de cette portion & les filamens en question sont encore assez *charnus* pour être sensibles, mais qu'ils soient d'un tissu trop serré pour être extensibles, ou s'il y passe quelque filet de nerf ; ce surcroît de tension éleve l'irritabilité à un si haut degré, que dans pareilles circonstances on a vu ſurvenir des convulſions horribles. *Boerhaave* (1) a été témoin de ce fâcheux effet, produit par le ſimple tiraillement, fait apparemment dans cet état mitoyen du tendon, entre la nature charnue & la cornée; les Chirurgiens ſont très-ſouvent obligés d'agrandir, de dilater les plaies du péricrane, pour débrider cette membrane & la calotte aponévrotique, ou, ſelon la doctrine Hallériene, pour couper le filet de nerf qui s'en trouve diſtendu, & prévenir ou faire ceſſer des accidens qui ne reconnoiſſent que la tenſion outrée pour cauſe: les diſlocations & les fractures des membres, la préſence des corps étrangers dans des parties nerveuſes, les ſymptômes de la dentition, des panaris, &c. ſont d'autres cas qui offrent également des preuves de l'excès d'irritabilité que produit la trop grande tenſion.

Une autre conſéquence du rapport de l'irritabilité à l'élaſticité, c'eſt qu'une fibre, dont les reſſorts ſont affoiblis, parce qu'elle a été long-temps bandée, doit être plus ou moins irritable, ſelon la diverſité de ces circonſtances.

Elle ſera plus irritable, ſi ce relâchement n'eſt pas accompagné de ductilité, parce que, ſous cette condition, la fibre ne peut ſoutenir la moindre violence ſans encourir le riſque de la ſolution de continuité, à laquelle l'irritabilité ſert de garde & de ſurveillant: nos fibres ſont très-flaſques, très-relâchées, après avoir été long-temps tendues par la fiévre, elles ſont cependant

(1) *Vanſwiete. comment. paragraph.* 164.

très-irritables alors : n'allez pas rendre tout à coup du vin ou de la bierre à un homme récemment sorti de cette maladie, en vue de ranimer des ressorts forcés. Ces boissons, quoiqu'agissant sur des fibres détendues, y feront une impression de fiel & d'amertume, qui ne manquera pas de rallumer le feu que l'on ne fait que d'éteindre : n'exposez pas votre convalescent au grand bruit. La même vibratilité dans les membranes de l'oreille va l'étourdir, lui donner des maux de tête. Le grand air, ou l'éclat de la lumiere affectera son œil d'une façon douloureuse ; il sera pris d'éblouissemens, de vertiges, &c.

La fibre sera moins irritable, si l'affoiblissement de son ressort est dû à la détrempe du *gluten* animal, parce que dans cet état la fibre relâchée se prête à l'extension par sa ductilité. Ses élémens, quoique peu fermes dans leur cohérence, ont néanmoins un arrangement entre eux, qui leur permet de glisser les uns sur les autres, sans encourir le danger d'une désunion complette. Les fiévres qui finissent par la cachexie, l'hydropisie, l'anasarque, la leucophlegmatie, fournissent ce genre de relâchement.

Nos fibres peuvent donc être constituées de six diverses façons, & être différemment vibratiles, en conséquence de l'ordonnance qui regne entre leur élasticité & leur irritabilité.

1°. Leur tissu peut être ferme, compacte, serré, capable de supporter de grandes violences sans risque de rupture. Dans ce cas, qui est celui des gens robustes, la la fibre eſt peu irritable, parce que ſa force la met au-deſſus de l'action des *ſtimulus* ordinaires, ou l'y rend inſenſible.

2°. Il peut être ſouple & flexible : alors les fibres cedent beaucoup & réagiſſent peu, parce qu'en s'étendant, elles ne courent preſqu'aucun riſque de ſolution de continuité : elles ſont donc peu vibratiles, peu irritables, leur ductilité éludant l'impreſſion du *ſtimulus*.

3°. Ce tiſſu peut être foible, débile, ſans extenſibilité. Dans ce cas, de petites cauſes produiſent de grands effets : les fibres entrent en convulſion à l'occaſion d'agacemens très légers, parce que ne pouvant ſupporter le moindre effort ſans un péril évident de rupture, leur nature ſenſible en eſt irritée.

4°. Les fibres, quoique fonciérement robuſtes, peuvent, pour être trop tendues, ſe trouver dans le cas de la fibre débile ; leur tenſion actuelle les rend d'une vibratilité très-exquiſe.

5°. Des fibres auparavant robuſtes, peuvent, par la tenſion qui a précédé, être devenues foibles, & rentrer dans le cas de la ſeconde ou troiſieme maniere d'être. Ce dernier état les rend vibratiles par relâchement.

6°. Enfin, quelle que ſoit la condition du tiſſu, une fibre peut être plus ou moins irritable, pour être plus ou moins expoſée à l'impreſſion d'un *ſtimulus* : en effet, la notion de l'irritabilité renfermant celle d'une ſenſibilité vitale, il eſt clair que l'irritabilité d'une fibre vivante eſt d'autant plus conſidérable, que cette fibre eſt plus immédiatement ſoumiſe à l'action des cauſes irritantes ; & c'eſt à cet égard que la nature a eu ſoin de garnir les houppes nerveuſes, d'un tiſſu cellulaire cotoneux, qui bridât l'intenſité de l'impreſſion des agens ; de recouvrir leurs épanouiſſemens par une mince épiderme, qui, ſans abſorber tout le mouvement de la cauſe, n'en tranſmît que la quantité qui convient à la délicateſſe de l'organe ; de répandre ſur tous les paſſages des matieres âcres, une quantité prodigieuſe de cryptes muqueuſes, qui verſaſſent continuellement un mucilage capable d'émouſſer les pointes trop mordantes de ces matieres : s'il arrive donc que les fibres, par quelque cauſe que ce puiſſe être, viennent à manquer de ces enduits bienfaiſans, elles ſe trouveront dans le cas d'une trop grande irritabilité.

De cet expoſé des cauſes qui modifient la contractilité des fibres, il eſt manifeſte que la force du *ſtimulus* peut réſider dans ſon volume, qui écarte les élémens des fibres en tous ſens : dans ſon mouvement, qui imprime à quelques fibrilles une direction contraire à leur union avec la maſſe totale ; dans ſa figure, ou quelque vertu attractive, ou répulſive ; en un mot dans ſon âcreté, qui favoriſe & opere cette déſunion. C'eſt donc par quelqu'une de ces qualités, ou par pluſieurs réunies, qu'un agent quelconque fait violence aux fibres & éveille leur irritabilité ; & il eſt évident que le ſoulevement de cette propriété doit être d'autant plus conſidérable, que la cauſe irritante eſt plus forte & la partie ſur laquelle elle agit plus foible ; d'où il ſuit que les cas d'irritations, aſſez fortes pour produire le ſpaſme proprement dit, peuvent avoir lieu.

1°. Quand l'action de cette cauſe eſt ſi forte, que la machine la plus robuſte & la mieux conſtituée n'en puiſſe ſoutenir le choc ſans ſe détraquer : les empoiſonnemens ſont de ce cas ; il n'eſt en effet pas de ſujet, quelque excellente que ſoit ſa complexion, à qui les venins ne donnent des convulſions & n'occaſionnent des ſpaſmes terribles.

2°. Quand la force de cohéſion eſt ſi foible, que les cauſes même naturelles ſuffiſent pour mettre les fibres en danger de rupture ; ce qui arrive, ou par trop de tenſion, ou par un excès de relâchement : des fibres d'un tiſſu trop roide forment un plan élaſtique contre lequel les humeurs ne peuvent donner, ſans rejaillir trop vivement & violenter la cohérence des fibrilles, outre que la vigueur des oſcillations propres à la fibre roidie, eſt une puiſſance d'impulſion qui accélere encore plus ce mouvement déja trop animé ; d'où naiſſent des convulſions *ab adſtricto*, & même *à repletione*, ſi l'abondance des ſucs eſt la cauſe de la tenſion : au contraire des viſceres, dont les reſſorts ſont énervés par la fatigue, ou affaiſſés par la déperdition des ſucs qui n'ont pas la force de maintenir l'ordre de la circulation. Les humeurs livrées à leur propre poids ; appuient trop lourdement ſur les fibres, ſoulevent leur irritabilité, amenent des convulſions *à laxo*. D'ailleurs, ces humeurs forment des ſtaſes & des arrêts qui ne ſe laiſſent emporter que par des ſecouſſes & des bonds encore plus capables du même effet, ou qui occasionnent une inégalité dans la distribution des esprits, laquelle rompt l'équilibre de l'antagonisme des muscles, & fournit les convulsions *ab inanitione.*

Le troisieme cas des spasmes proprement dits reconnoît pour cause la dénudation des fibres. Trop dégarnies, elles reçoivent toute l'impression des agens externes : la plus légere acrimonie des humeurs, la moindre précipitation dans leurs cours, le plus petit mouvement de fermentation, la seule explosion de l'air qu'elle développe, ou quelque peu d'aigreur qu'elle produit, sont des causes suffisantes pour l'ataxie des esprits.

Enfin, le quatrieme genre de convulsions est celui où la violence de l'agent & la sensibilité du patient concourent à la production du spasme ; soit que cette irritabilité procede de tension, de relâchement, de dénudation ou de la combinaison de ce dernier vice avec l'un ou l'autre des premiers. On peut appeller les convulsions qui dépendent d'une pareille complication de causes, *convulsiones à mixto.* Ce cas est le plus fréquent de tous, parce que les dérangemens des solides ne peuvent gueres subsister sans produire quelque altération dans les fluides, & réciproquement. Le relâchement, par exemple, des solides, donne lieu à la stagnation des fluides, celle-ci à leur corruption ; tant par un défaut de dépuration, que parce que le croupissement favorise leur mouvement spontané : les solides sont-ils trop tendus ; l'économie des sécrétions &

des excrétions eſt également troublée; le froiſſement trop violent des humeurs développe leurs ſels, & exalte leurs ſoufres. Enfin la dénudation des ſolides provoque des mouvemens déſordonnés, qui perverriſſent auſſi la température des fluides : or l'influence eſt réciproque; car les âcretés, le mouvement trop impétueux des liquides, roidiſſent les ſolides, l'acrimonie les picote, le mouvement exceſſif les diſtend, & cet état de violence peut être ſuivi de relâchement & de dénudation.

On voit donc que pour faire ceſſer ou prévenir un ſpaſme proprement dit, il s'agit tantôt de fortifier un tiſſu qui ſe laiſſe trop diſtendre, tantôt de relâcher celui qui ne cede, qui ne ſe prête pas aſſez, quelquefois de recouvrir celui qui ſe trouve trop à nud; qu'il faut dans tous ces cas, indépendamment d'iceux, s'attacher à détruire les cauſes irritantes, à brider & à modérer la fougue des eſprits : par conſéquent *la maniere d'agir* des remedes qui ont la propriété de combattre ces affections, conſiſte en ce qu'ils rendent du ton aux fibres, dont l'irritabilité exceſſive dérive de foibleſſe; en ce qu'ils les relâchent & leur procurent de la ductilité, lorſque la cauſe réſide dans un défaut de ſoupleſſe; en ce qu'ils réparent leur enduit lorſqu'il manque ou qu'il eſt altéré; en ce qu'ils s'oppoſent aux cauſes irritantes, & principalement en ce qu'ils établiſſent l'ordre dans le mouvement & la diſtribution des eſprits.

Telle eſt en général *la maniere d'agir des Antiſpaſmodiques proprement dits*, de laquelle nous réſervons le détail & l'explication particuliere pour le chapitre ſuivant, où nous avons à établir leurs différentes eſpéces.

CHAPITRE III.

Diſtinguer les différentes eſpéces des Antiſpaſmodiques proprement dits.

AYANT examiné les différentes ſources d'où l'on peut tirer la diviſion des Antiſpaſmodiques proprement dits, il m'a paru que leurs *claſſes* ſe déduiſoient aſſez naturellement de la diverſité de nature de ces remedes; les *genres*, de la variété de leurs effets; & que la différente maniere dont ils produiſent ces effets fourniſſoit les *eſpeces*.

Or ces remedes ſont *ſpirituels* ou *matériels*; par conſéquent la diverſité de nature des Antiſpaſmodiques proprement dits conduit à deux *claſſes*, dont l'une contient les Antiſpaſmodiques *ſpirituels*, l'autre les Antiſpaſmodiques *matériels*.

Je dis *ſpirituels* & *matériels*, plutôt que *moraux* & *phyſiques*, parce que comme je penſe que la conſtitution de l'homme a ſon fondement dans la nature, ou que ce compoſé mi-parti, eſprit & matiere, n'eſt pas plus miraculeux que les compoſés de matiere pure; je crois auſſi que notre être eſt régi par le grand principe de mouvement qui gouverne l'Univers; c'eſt-à-dire, que la force motrice lui ſuffit, ſans qu'il ſoit beſoin de recourir à des loix particulieres & extraordinaires, ou à une volonté ſpéciale du Créateur, pour expliquer les actions réciproques de l'ame & du corps. Ainſi quoique l'Auteur des *Commentaires de Leypsick* ait jugé très-foibles les raisons que j'allégue dans *la physique de l'ame*, en faveur de l'influence physique (1); je n'en reste pas moins persuadé que c'est à tort que l'on prétend que la pénétrabilité des esprits soustrait l'ame aux impressions de la force motrice, ou que cette pénétrabilité la rend incapable d'agir sur le corps; au contraire, je continue à penser qu'elle le remue, & en est affectée de la même maniere qu'une masse de matiere en ébranle une autre, c'est-à-dire, en vertu d'un certain je ne sais quoi, qui passe de l'un à l'autre d'une façon qui nous est incompréhensible, parce que nous ne connoissons pas leur nature : or, dans ce systême, les remedes moraux ne sont pas opposés aux remedes physiques, en ce qui concerne leur maniere d'agir, puisque les uns & les autres operent physiquement; mais ils le font du chef de leur nature : par conséquent j'ai dû ne pas suivre l'avis d'un savant du premier ordre à cet égard, mais bien lui témoigner par cette digression le cas infini que je fais de ses lumieres.

(1) *Commentar. de rebus, &c. gestis volum. V. pag. 710.*

PREMIERE CLASSE.

Des Antiſpaſmodiques ſpirituels.

L'AME eſt ſi étroitement unie au corps, que les fonctions de l'eſprit ne peuvent éprouver la moindre altération ſans occaſionner des dérangemens analogues dans le tiſſu des ſolides & dans le mouvement des fluides. On connoît l'effet des *paſſions* ſur le corps; on ſait que celui des unes eſt ſpaſmodique, celui des autres antiſpaſmodique; & quiconque prête attention à ce qu'il ſent dans lui-même, lorſqu'il eſt affecté de *triſteſſe*, de *ſaiſiſſement*, de *colere*, &c. ou obſerve ce qui ſe paſſe chez les autres à cette occaſion, ne peut douter que les effets de celles que je viens de nommer ne ſoient ſpaſmodiques.

La *triſteſſe* produit différentes conſtrictions dans le canal alimentaire, & laiſſe le cœur & les muſcles dans un état d'inertie & de langueur. On ſe plaint de cardialgie; on ſent comme ſi l'orifice de l'eſtomac ou le *cardia* étoit rongé : *Sicut tinea veſtimento & vermis ligno, ita triſtitia in viro nocet cordi* (1); le ventre eſt pareſſeux, les flatuoſités s'y amaſſent; on eſt travaillé d'éructations, de borborigmes : la circulation languit, la tranſpiration diminue, les capillaires s'engouent, les humeurs ſont mal travaillées, leur mixtion s'altere; ce qu'il y a de plus ſubtil s'échappe, les ſeules parties

(1) *Biblia ſacra libr. proverb. cap. xxv. verſ.* 20.

grossieres restent dans les vaisseaux, y forment des obstructions qui distendent les nerfs, les irritent, & font naître des affections spasmodiques, où très souvent la corruption spontanée des molécules arrêtées dans les vaisseaux donne lieu à des maladies longues, opiniâtres, qui desséchent le corps jusqu'aux os, *tristis animus exsiccat ossa* (1) : quelquefois l'accablement est si grand, les constrictions si fortes, que la circulation en est tout à coup arrêtée, l'on tombe en défaillance, en syncope, en apoplexie, l'on se meurt. Telle fut la fin d'un *Pub. Rutilius*, qui mourut subitement en apprenant le refus qu'on avoit fait de son frere pour le Consulat ; d'un *Marcus Lepidus* qui expira de chagrin lorsqu'il sçut que les Juges avoient prononcé sa séparation d'avec sa femme (2). L'*Ecriture-Sainte* nous transmet un événement aussi tragique dans la personne du Grand-Prêtre *Héli*, que la nouvelle de la défaite des Israëlites, mais sur-tout de la prise de l'*Arche*, fit mourir sur le champ (3).

Le *saisissement* resserre l'habitude du corps, & produit un état spasmodique dans le systême général des muscles. Il repousse donc les humeurs de la circonférence au centre, fait pâlir, tressaillir, donne des palpitations de cœur, des oppressions de poitrine, chasse l'urine de la vessie, les matieres fécales des gros boyaux ; ou il empêche leur sortie, comme aussi celle des taches

(1) *Libr. proverb. cap. xvij. vers. 22.*
(2) *Pline, libr. vij. cap. xxxvj.*
(3) *Libr. 1. reg. cap. iv. vers. 18.*

& des pustules des maladies exanthématiques, qu'il fait même quelquefois rentrer; il suspend les crises, trouble les sécrétions, les excrétions, & par une détermination trop forte des spasmes & des humeurs vers la partie la plus foible, ou qui résiste le moins, il peut occasionner des maux de toute espece. La belle-fille de *Héli*, femme de *Phynée*, apprenant la mort de son mari & la prise de l'*Arche*, accoucha soudainement & mourut sur l'heure (1).

La *colere* ferme l'orifice de l'estomac comme la *tristesse*; elle donne du ton aux muscles, produit une constriction spasmodique de l'habitude, comme le *saisissement*; mais en outre elle fortifie immédiatement le mouvement du cœur & des vaisseaux, & affecte d'une maniere très-particuliere le systême biliaire, de sorte que rien n'est si commun que de voir des personnes vomir la bile ou en rendre par le bas, après s'être fâchées.

Or, s'il est établi par cet exposé que l'effet de plusieurs de nos passions est spasmodique, il n'est pas moins certain que celui de beaucoup d'autres est antispasmodique, car il est égalemeut d'expérience que l'*apathie*, la *tranquillité d'ame*, la *paix intérieure*, la *joie*, le *contentement*, la *sécurité*, le *courage*, l'*espérance*, &c. produisent des effets tout opposés : la fougue des esprits en est réprimée, leur causticité adoucie, les solides assouplis, leur ton relevé, leurs ondu-

(1) *Ibid. vers. 19.*

lations redressées, & de quelque cause que le spasme provienne, ces passions ont la vertu de le dompter, de faire succéder le calme à l'orage, l'harmonie au désordre, l'équilibre à l'inégalité; par conséquent c'est à bon droit que nous mettons les *passions* au rang des *Antispasmodiques proprement dits.*

Doit-on y admettre aussi les *exorcismes?* Je sens que cette question paroîtra puérile, bigotte, & même ridicule au plus grand nombre des Philosophes éclairés de ce siècle incrédule; mais je sais aussi qu'il s'en trouvera d'autres également savans, quoiqu'en petit nombre, qui en jugeront autrement, qui l'estimeront même assez grave & assez intéressante pour s'en occuper. C'est donc à ceux-ci que j'adresse les réflexions qu'une méditation sur ce sujet m'a fournies.

Demander si les exorcismes ou les prieres instituées par l'Eglise ont une vertu Antispasmodique, c'est demander s'il est des maladies ou affections spasmodiques, à la production desquelles le diable ou le malin esprit concourre : car ceux qui reconnoissent qu'il est des dérangemens de cette espéce, conviendront sans peine que la bonté ineffable de Dieu n'aura pas manqué de nous munir du remede opposé à ce genre singulier de cause; & l'art du Médecin embrassant tout ce qui peut guérir ou diminuer les maladies ce spécifique sera du ressort du Praticien, en sorte que s'il pense appercevoir cette cause, sa conscience l'oblige d'en avertir & même d'en conseiller le remede.

Je suis bien éloigné d'ajouter foi aux maléfices, aux

ſortilèges, aux mauvais vents, aux phyltres, aux enchantemens, à la nouüre de l'éguillette & aux autres contes du peuple groſſier; ou de croire, avec quelques ſtupides, que toutes les maladies qui ſe montrent ſous des formes ſurprenantes, & avec des ſymptômes hétéroclytes, tiennent du *Diaboliſme.* J'avoue même que je n'en reconnoîtrois aucune pour telle, quelque biſarre, quelque étrange qu'elle fût, ſi l'Ecriture ne nous en rapportoit des Hiſtoires d'une maniere ſi poſitive & ſi explicite, qu'elles me paroiſſent ne pas permettre, à quiconque profeſſe le Chriſtianiſme, de douter du pouvoir qu'a exercé autrefois le démon ſur le corps humain. Or, dès qu'il eſt certain que, du temps paſſé, cette cauſe avoit lieu dans les maladies ſpaſmodiques, on eſt forcé d'avouer qu'elle peut s'y rencontrer encore aujourd'hui, puiſque cet empire étoit ſans doute fondé ſur la nature des dérangemens qui ſont aujourd'hui les mêmes qu'ils étoient alors, & que nous ne liſons nulle part dans l'Ecriture que Dieu ait changé la conſtitution primordiale qui nous ſoumettoit aux vexations de l'eſprit impur, ou que par un miracle qui dérogeât au plan de la création, il en ait ordonné autrement. Ainſi le fonds ou l'inſtitution primitive de notre économie étant reſtée la même, ſes différens rapports, entre leſquels le diaboliſme ſe trouve, doivent encore ſubſiſter.

Voici donc ma façon de penſer à cet égard : je connois dans les eſprits créés une tendance vers les corps naturels organiques, déterminée pour chaque eſpéce par celle de l'organisation qui lui convient, soit en vertu d'un décret de l'Etre Suprême, soit en conséquence de sa propre nature, & qu'ainsi dès que la génération a produit ou développé une certaine organisation, l'intelligence qui y a du rapport vient s'y joindre naturellement : que si cette organisation est assortie à plusieurs genres, l'information se multiplie en conformité.

Les générations ordinaires fournissent des exemples du premier cas, puisqu'aussi-tôt que la fécondation a produit ou développé les organes d'un corps, l'ame s'y trouve & l'informe : la production des monstres issus d'animaux de différens genres, donne des exemples du second. En effet, l'organisation ayant également lieu dans celui-ci, l'animation doit aussi s'ensuivre ; & cette organisation étant mixte ou composée de deux structures de différentes natures, de deux choses il doit arriver l'une ; ou qu'une ame d'un genre particulier, assortie à cette organisation monstrueuse, l'informera ; ou que deux ames, qui se trouvent respectivement en rapport avec les deux natures, dont cette structure est composée, lui donneront la vie. Or il n'est pas à présumer que Dieu aura créé des ames particulieres en faveur de l'infraction des loix de la nature. Reste donc à conclure que dans ce cas, ce seront deux ames, assortie chacune à ce que cette organisation mixte tient de chaque espéce, qui formeront l'animalité ; ce qui se trouve confirmé par la stérilité & le peu de vie de ces sortes de monstres, lesquels annoncent la discordance qui doit résulter d'une association aussi bisarre que l'est celle de deux ames de différens genres dans un même corps.

Il n'y a, selon ce système, qu'une ame dans les monstres issus d'animaux de diverses especes; il y en a deux dans ceux qui proviennent d'animaux de différens genres, parce que le caractere qui distingue les espéces les unes des autres, étant moins une différence qu'une variété ou nuance d'ames & d'organisation; les molécules spermatiques qui se détachent des corps des parens, & composent ou développent celui du fruit, sont assez analogues pour former ensemble une organisation simple, dont le rapport, avec une seule & certaine ame, est si complet, qu'il exclut l'union de toute autre ame, & qui, s'il ne donne pas la vertu de la propagation, suffit du moins pour soutenir la vie : au lieu que les molécules fournies par les corps d'animaux de différens genres, sont si disparates, si discordantes, qu'elles ne peuvent se réunir dans un seul tout, & que leur mêlange est un composé de parties qui, restant distinctes, ne peuvent former une même organisation, ou une organisation qui ait la force d'*exclusion*.

Ainsi le mulet, par exemple, animal vivace, quoique stérile, a l'ame du cheval ou celle de l'âne, selon que son organisation approche plus de celle de l'une que de l'autre de ces bêtes; au contraire, un monstre issu d'un chien & d'une chatte, réunit les ames de ces deux animaux; ce qui forme un assortiment bisarre qui ne peut vivre ni se propager.

Mais si la génération, par cela seul qu'elle arrange

les molécules élémentaires d'une façon organique, où qu'elle développe le corpuscule organisé preéxistant : (car je ne décide pas ici lequel des deux systêmes sur la génération, celui de l'*épigénèse* ou de l'*évolution*, est préférable) si par cela seul, dis-je, que la génération arrange ou développe un corps, elle détermine l'animation, en caractérise l'espéce & la multiplie, lorsque la structure qui résulte de cet arrangement ou de cette évolution est compliquée ; paroîtra-t-il si ridicule de croire que la nutrition, qui n'est qu'une génération continuée, étant viciée par certaines maladies, puisse altérer cette même structure, de façon que, sans détruire son premier rapport, elle y en joigne un second, en vertu duquel une intelligence d'un autre genre vienne s'associer à la premiere ? Je ne vois rien de bien étrange dans ce systême, principalement lorsque je réfléchis qu'il s'agit d'esprits qui ne différent pas beaucoup des ames, *minuisti eum paulo minus ab angelis* (1) ; qui même, selon le sentiment de quelques Philosophes modernes, ont l'aptitude d'animer des corps, c'est-à-dire des diables, qui sont reconnus par ces savans pour les ames des bêtes, lesquelles je crois ou que j'imagine, indépendamment de cette idée, être sujettes à la *Métempsycose de Pythagore*, & fournir par leur séjour dans le monde sublunaire & leur transmigration d'un corps à l'autre, des exemplea favorables à mon opinion, en ce qu'ils sont analogues à la résidence

(1) *Libr. Psalmor. cap. viij vers. 7.*

des

des démons dans les airs, aux possessions & dépossessions. » La doctrine des génies, des intelligences ré» pandues autour de nous... est de toutes les religions, « dit *M. Formey* (1).

Malgré toutes ces raisons, je ne puis me dissimuler que j'apprête à rire à bien des gens d'esprit, par cette façon de penser; & ceux qui me connoissent seront sans doute surpris que j'aie donné dans cette crédulité : mais la *Religion*, qui me fait croire mille autres choses aussi incroyables que celle-ci ; mais la perplexité, l'indécision d'un homme tel que *Boerhaave* (2); mais l'autorité d'un *Hoffman* (3), d'un *Vanswieten* (4), d'un *Fernel* (5), & de quantité d'autres savans personnages; mais le caractere du fait, qui trouve son fondement dans la nature même de notre composition; mais enfin la guérison des frayeurs nocturnes d'un enfant que je pense avoir deux fois vu opérée par des prieres, m'ont déterminé à croire qu'il y a quelque peu de vrai mêlé parmi la foule des mensonges & des contes de vieilles que l'on débite sur ce sujet : & comme un Médecin ne doit négliger aucun des moyens qui peuvent concourir au rétablissement de ses malades, que dans les cas où les passions produisent, soutiennent, aggravent la maladie, il est de son devoir d'y opposer des préceptes

(1) Le Philosophe Chrétien, tome 2, pag. 163. 164.
(2) Element. Chem. tom. 1, pag, 102. 103.
(3) *Dissert. de diaboli potentia in corpora.*
(4) *Comment. in Boerhaave, paragraph.* 1072.
(5) *De abdit. rerum causis. lib. ij. cap. xvj.*

moraux ; de même sa conscience l'oblige de recourir aux prieres instituées par l'Eglise, lorsqu'il soupçonne ou pense que l'esprit malin y a quelque part ; la médecine naturelle & la surnaturelle reconnoissent le même auteur, & l'on ne peut douter qu'elles ne se prêtent des secours mutuels. Avant la venue du *Messie* on ne pouvoit guérir les maladies démoniaques qu'en détruisant leur foyer à l'*instar* de ce que nous faisons dans les affections vermineuses : mais comme la faculté que nous avons de chasser immédiatement les vers du corps ne nous dispense pas d'en détruire les nids, de même la vertu que le *Divin Sauveur* est venu accorder aux prieres, ne nous exempte pas de faire ce qu'il convient pour corriger l'humeur atrabilaire & déterger les immondices des nerfs qui donnent lieu aux possessions, vu sur-tout qu'il est à penser que ces deux genres de causes se soutiennent l'une l'autre, & qu'en corrigeant la mauvaise disposition du corps on rend la guérison plus aisée par les prieres, comme réciproquement on facilite l'effet des remedes physiques en enlevant la cause surnaturelle.

Ainsi, quoique le démon, par la maniere de vivre d'aujourd'hui, trouve presque toujours *la maison nétoyée* de l'atrabile, *& parée* de tant de bonnes idées, que, fût il aidé *par sept autres esprits plus méchans que lui* (1), il ne pourroit trouver de quoi former ces trif-

(1) *Cum immundus spiritus exierit de homine, ambulat per loca inaquosa quærens requiem, & non inveniens dicit : revertar in domum meam unde exivi, & cum venerit, invenit eam scopis*

tes combinaiſons, qui, ſelon *Boerhaave* (1), ont la faculté de la produire, & d'où réſultoient autrefois *des récidives pires que la premiere maladie*; quoique les cas, dis-je, d'affections ſpaſmodiques, produites par cette étrange cauſe, ſoient devenus extrêmement rares, ſi cependant il arrive qu'il s'en préſente de cette nature, nous ne devons pas moins aujourd'hui, que du temps paſſé, recourir à ſon ſpécifique. Nous y ſommes auſſi tenus que nous le ſommes de donner le meilleur remede pharmaceutique dans d'autres occaſions.

DEUXIEME CLASSE.

Des Antiſpaſmodiques matériels.

NOUS avons vu que les fibres entrent en convulſion, ou parce qu'elles ſont trop *relâchées*, ou parce qu'elles ſont trop *tendues*, ou parce qu'elles ſont trop *découvertes;* que cette action peut auſſi être excitée par la ſeule activité d'une cauſe irritante quelconque, & qu'elle reçoit ſon dernier degré de force, & ſon caractere ſpaſmodique proprement dit de l'*ataxie des eſprits*; d'où il eſt évident que des remedes, qui ont la

---

mundatam & ornatam. Tunc vadit & aſſumit ſeptem alios ſpiritus ſecum, nequiores ſe, & ingreſſi habitant ibi & fiunt noviſſima hominis illius pejora prioribus. Luc. cap. xj. verſ. 24. 25. 26.

(1) *Et rurſum idem morbus à mente initium ducens, brevi in corpore bene ſano bilem atram fecit.* Aphor. de cogn. & curand. morb. §. 1090.

vertu de combattre les affections ſpaſmodiques, les uns agiſſent en renforçant le tiſſu des fibres, ce ſont les *Antiſpaſmodiques fortifians*; d'autres en aſſoupliſſant, en détendant leur tiſſu, ce ſont les *relâchans;* les troiſiemes, en réparant les défauts de leur enduit naturel, ce ſont les *verniſſans*; enfin, qu'il eſt des Antiſpaſmodiques dont la vertu conſiſte en ce qu'ils temperent l'âcreté, moderent le mouvement des humeurs, ce ſont les *tempérans;* d'autres en réprimant la fougue des eſprits; effet qu'ils produiſent en les dépouillant de leur qualité de *ſtimulus*, ce ſont les *calmans*; ou en rétabliſſant l'équilibre de leur diſtribution, ce ſont les *irritans.*

Cependant il eſt bon d'avertir que le ſolide & le fluide ſe touchent de ſi près dans la machine, qu'un remede ne peut gueres agir ſur l'une de ces parties, ſans faire quelque impreſſion ſur l'autre; que leurs vices reſpectifs ſont ſouvent ſuſceptibles de correction par un même agent, & par conſéquent que dans la nature il n'eſt peut-être pas de remede dont l'effet ſoit ſimple, ou qui ne poſſede qu'une ſeule qualité; ainſi l'ordre que nous aſſignons aux Antiſpaſmodiques proprement dits, relativement à leurs effets, ſe déduit de leur faculté principale, & lorſqu'une même ſubſtance poſſédera des qualités éminentes qui ſe rapportent à différens genres, nous en ferons mention dans différens articles.

PREMIER GENRE.

Les Antiſpaſmodiques fortifians.

LES Antiſpaſmodiques fortifians ſont *toniques* ou *nervins ;* j'appelle fortifians *toniques* les remedes qui raffermiſſent le tiſſu des parties, par l'effet qu'ils produiſent à l'extérieur des fibres : j'appelle *nervins* ceux dont la vertu pénetre juſqu'à leur intérieur.

Les toniques ſont *ſimples* ou *composés :* ils ſont ſimples, s'ils reſſerrent les fibres en opérant ſur leur élaſticité ſeulement ; ils ſont composés, s'ils produiſent cet effet, en agiſſant en outre ſur leur irritabilité.

L'eau médiocrement froide, *le vitriol de Mars*, *l'alun*, *les ſels terreſtres*, *les feuilles & écorces de chêne*, *les racines* de *plantain*, de *fraiſier*, de *tormentille*, de *quinte-feuille*, de *biſtorte*, de *brunelle*, *d'argentine*, de *mille-feuille*, de *centinode*, le *ſang de dragon*, le *cachou*, la *pierre hæmatite*, &c. ſont des toniques ſimples.

L'eau très-froide, la *neige*, la *glace*, les *écorces de caſcarille du Pérou*, *de ceriſier*, d'*aube-épine*, d'*hipocaſtan*, les *fleurs de grenade*, *la petite centaurée*, la *verge d'or*, la *véronique*, la *bétoine*, les *fruits acerbes*, & autres aſtringens amers ou acides, ſont des toniques composés.

Pour comprendre la maniere d'agir de ces remedes, il faut ſe repréſenter les fibres des corps animés comme un lacis, un tissu de fibrilles séparées les unes des autres par un liquide subtil, que le froid externe condense, resserre, que le contact des corps poreux absorbe; songer que le volume de l'intermede étant diminué de l'une ou de l'autre de ces manieres, les fibrilles écartées se rapprochent par leur pente mutuelle, & rendent la fibre plus dense, plus compacte & plus ferme; effet qui doit être plus considérable, & de plus de durée, si l'absorption imbibe le parenchyme même de la fibre, puisqu'alors chaque fibrille est plissée, ses bouts sont ramenés vers ceux de ses voisines, & retenus comme par autant de pinces qui les serrent & les assujétissent l'une contre l'autre : la fibre est donc raccourcie & d'autant plus fortifiée, qu'elle est par ces moyens fixée dans ses dimensions : telle est l'idée que je me forme de l'action des toniques simples. Je conçois que le froid des uns en condensant la rosée intermédiaire, occasionne un contact plus intime entre les élémens; que la vertu *bibule* des autres absorbe cet humide radical, fronce, serre les endroits foibles de la fibre : & pour l'explication de la maniere d'agir des remedes composés, je considere la froidure excessive, l'amertume, l'acidité, &c. comme des *stimulus* qui, excitant les fibres à se contracter, à rapprocher leurs élémens, ajoutent à l'efficace de l'autre cause. Je crois en conséquence que le grand froid roidit les membres en figeant l'*oing* naturel des fibrilles ainsi contractées; c'est-à-dire, que tandis que le froid, par son âpreté irritante, détermine les élémens d'une fibre à se rapprocher ; il épaissit, coagule en même-temps l'humeur onctueuse qui les lubrifie, ce qui les colle fixement les uns contre les autres, & prive la fibre de sa flexibilité.

Les fortifians *nervins* sont composés d'une huile très-volatile, très-exaltée, très-pénétrante, combinée avec une légere portion de terre & de sel, ils ont la forme d'*esprits*, d'*huile éthérée*, & *de résine*.

Le vin, *l'eau-de-vie*, *l'esprit de vin*, *celui de froment*, *de génièvre*, les *acides minéraux* dulcifiés par ces esprits, les plantes aromatiques, la *sauge*, le *romarin*, le *thym*, le *serpolet*, la *menthe*, la *mélisse*, la *lavande*, *l'aurone*, *l'ivette*, *les feuilles d'oranger*, *les écorces de son fruit*, *celles de citron*, *la canelle*, *les cloux de girofle*, *le macis*, *la noix-muscade*, les huiles séparées de ces aromates par la distillation, les liqueurs spiritueuses qu'on en retire, telles que *l'eau de Cologne*, *de lavande*, *l'eau magistrale*, de *la Reine d'Hongrie*, les esprits de *menthe*, de *mélisse*, les différentes sortes de *teintures aromatiques*, la *térébentine*, son *huile*, les baumes de *Pérou*, de *Copahu*, de la *Méque*; les *résines*, les *gommes férulacées*, le *galbanum*, le *sagapenum*, l'*opopanax*, la *myrrhe*, le *mastich*, l'*encens*, l'*oliban*, la *gomme élémi*, *anima*, *caranna tacamahaca*, l'*ambre*, le *succin*, & quantité d'autres drogues pareilles, sont autant de fortifians *nervins*.

Ces remèdes possédent une qualité *stimulante*, *dessiccative*, *attractive*.

La douleur que produit l'application de la simple eau-de-vie sur les coupures, fait assez connoître la vertu *sti-*

mulante des ſpiritueux; & ſi on réfléchit à la légereté que doivent avoir des particules huileuſes extrêmement raréfiées par les atômes du feu dont elles ſont imprégnées, & dans lequel elles nagent, & au mouvement de tourbillon qu'elles en reçoivent, on comprendra que leur impreſſion eſt bien capable de chatouiller les fibres & de les exciter à la contraction.

On ſçait, par les expériences de Mrs de *Réaumur* (1) & *Hahn* Profeſſeur d'Utrecht (2), combien les eſprits déphlegmés ſont avides d'eau; on connoît leurs effets ſur les chairs; c'eſt un endurciſſement, un racorniſſement qui en rapproche les élémens, & empêche leur déſunion putride; les remédes ſpiritueux filtrés à travers le tiſſu parenchymateux des fibres, dégagés de leurs parties terreſtres, aqueuſes, trop groſſieres pour pouvoir enfiler ces routes étroites, ces remédes, dis-je, ainſi épurés doivent donc abſorber très-efficacement l'humide radical, & donner lieu à un contact plus immédiat entre les élémens des fibres, c'eſt-à-dire, les fortifier en les *deſſéchant*.

Si de plus on fait attention que les eſprits, les huiles eſſentielles ſont de même nature que les réſines, dont elles ne différent que par la conſiſtance, & que ces dernieres ont la propriété de s'électriſer par le frottement; on n'aura aucune peine à croire que les ſpiritueux, les réſines, circulant dans les tuyaux infiniment petits des

(1) Mém. de l'Acad. Royale des Sciences en 1733.
(2) *Diſſert. inaug. de efficaciâ mixtionis in mutand. corpor. voluminib.*

nerfs, deviennent *électriques*, & électrisent un peu leur conducteur ; par conséquent que ces drogues ont encore en cette qualité la vertu de rapprocher les élémens, puisque les corps médiocrement électrisés s'attirent l'un l'autre.

On doit, outre les remédes pharmaceutiques, rapporter aux Antispasmodiques fortifians les *exercices du corps*, les *frictions*, les *compressions*, & les *analeptiques.*

Les *alimens* de bons sucs, pris selon les régles de l'Hygiéne, fournissent des élémens également propres à former des fibres robustes, & à fortifier celles qui sont débiles ; la *compression* soutient ces dernieres contre les causes extensives, & prévient ainsi leur affoiblissement ultérieur ; les *frictions*, les *exercices*, en animant la circulation, produisent une chaleur qui résout, fait évaporer les sérosités surabondantes ; ils excitent un mouvement dans les solides & les fluides qui rapproche leurs élémens, en exprime l'humide radical, le condense, multiplie leurs points de contact, rend le *cambium* ou le liquide nourricier plus glutineux, & les solides plus compacts.

DEUXIEME GENRE.

Les Antispasmodiques relâchans.

LA volubilité des fibrilles dépend de la rosée onctueuse dont nous venons de parler, laquelle lubrifie les surfaces & empêche leur engrainement mutuel. L'interposition des molécules souples, flexibles, lisses, polies de cet oing, entre les élémens des solides, fait l'effet d'autant de petits coins qui séparent les surfaces; ce sont autant de globules qui en remplissent les aspérités, autant de roulettes qui prêtent leur lubricité; au moyen de quoi les fibrilles conservent, récuperent leur liberté de mouvement, ou la faculté de glisser les unes sur les autres, & de relâcher la fibre qui en est formée.

D'après cette idée, les *relâchans* sont tout ce qui raréfie cet oing ou mucosité naturelle, tout ce qui entretient sa liquidité, tout ce qui supplée à son défaut.

Le feu est l'ame de la rarescence & de la liquidité des corps; les graisses, surtout, ne sont fluides qu'à proportion de la quantité de feu dont elles sont imprégnées; une diminution peu considérable de cet élément les fige, & au contraire son abondance les étend, les raréfie, les dilate, les atténue; puis donc que l'humide radical est onctueux, la douce chaleur doit être un Antispasmodique relâchant de la premiere espéce; ce qui est conforme à l'expérience qui apprend qu'un moyen très-efficace de faire cesser les spasmes, c'est d'appliquer des *lin-*

ges, des *briques chauffées* sur la partie affectée, de faire prendre intérieurement de l'eau ou quelque infusion *chaude*. L'effet Antispasmodique des *frictions*, des *fomentations*, des *sinapismes*, des *linimens aromatiques*, dérive en partie de la chaleur qu'ils produisent.

L'eau & *l'huile* sont des Antispasmodiques relâchans de la seconde espéce; la grande ténuité, la souplesse extrême, l'uni, le poli parfait des particules constitutives de ces substances, leur donnent accès dans les pores du parenchyme des fibres : or la Physique nous apprend que l'eau est capable de soulever des poids énormes par son insinuation, & l'on sçait que le corps humain est formé de membranes, de chairs & d'os qui sont autant d'éponges qui aiment à être rassasiées d'huile, & qui la boivent, pour ainsi dire, avec la plus grande avidité; les particules de ces substances s'insinuent donc très-facilement entre les fibrilles, elles désengrainent leurs surfaces, elles remplissent leurs aspérités, elles les enduisent, les lubrifient, & suppléent ainsi au défaut de leur mucosité naturelle, la réparent & la corrigent.

Le *petit lait*, les *émulsions*, le *blanc de baleine*, l'huile *d'amande douce*, celles de *lin*, *d'olives*, de *chenevi*, les syrops *d'althea*, de *nénuphar*, de *violettes*, de *pas-d'âne*, de *coquelico*, de *pivoine*; les *fomentations*, les *bains*, les *embrocations chaudes*, les *eaux thermales*, &c, ne produisent leurs effets Antispasmodiques dans certaines circonstances, qu'en relâchant le tissu des fibres, qu'en leur conciliant de la souplesse & de la ductilité de la manière dont l'on vient d'expliquer.

Il eſt une autre ſorte de relâchans de l'eſpéce huileuſe, ſavoir, les relâchans *ſédatifs* : la vertu de ces remédes eſt uniquement relative à la vie, & conſiſte dans un principe onctueux d'une volatilité ſi extrême que, ſans s'arrêter aux interſtices ſur leſquels les autres relâchans opérent, il pénétre juſqu'au ſiége le plus intime du ſentiment. C'eſt moins une graiſſe ou une huile fournie par le reméde, qu'une roſée moëlleuſe qui s'en échappe; c'eſt la quinteſſence des huileux, l'ame, le principe conſtitutif du gras, ou ſon élément pur dégagé de tout alliage terreſtre & ſalin. La ſoupleſſe des particules de ces exhalaiſons, le poli, la lubricité de leur ſurface, l'exiguité de leur volume, les rendent propres à s'inſinuer dans des réduits abſolument inacceſſibles aux huiles maſſives, aux graiſſes & à l'eau, quelque atténuées que ces ſubſtances puiſſent être; & le mouvement inteſtin dont elles ſont agitées, leur fournit la force néceſſaire pour atteindre aux derniers élémens des fibres ou au ſiége immédiat de leur ſenſibilité; les remédes qui contiennent une huile de cette nature doivent donc être des relâchans au premier chef, puiſqu'en enduiſant ces élémens, ils les rendent inſenſibles au chatouillement de leur contact mutuel; ce qui leur fait perdre leur tendance à l'approchement réciproque & prive la fibre de ſon irritabilité.

L'opium eſt le premier des relâchans de cette eſpéce, laquelle comprend la *juſquiame*, la *mandragore*, la *cynogloſſe*, la *cigue*, la *bella dona*, les *ſolanums*, le *muſc*, le *camphre*, le *ſaffran*, le *caſtoreum*, les *mou-*

cherons de chandelles, le *charbon de la laine*, la *vesse-de-loup*, le *bésoard animal*, &c, les eaux simples distillées des fleurs de *prime-verre*, de *tilleul*, de *muguet*, de la *Reine-des prés*, de *caille-lait*, du *seau de Salomon*, de *cerises noires*, de *coquelico*, de *pivoine*, & autres.

Enfin, on doit mettre au rang des Antispasmodiques relâchans certaines opérations chirurgicales qui détendent les fibres en les *désemplissant*, en les *coupant*, en *enlevant* la cause méchanique de leur distention; telles sont la *saignée*, les *incisions*, l'opération du *trépan*, & celles par lesquelles on *enleve* les corps étrangers, on *remet* les membres luxés, on *rétablit* les piéces d'os fracturés.

La *saignée* ôte la pléthore générale, elle diminue la particulière, & modère l'impétuosité du sang; par conséquent elle fait l'effet d'Antispasmodique relâchant, lorsque la tension des fibres qui donne les convulsions, est produite par la plénitude des vaisseaux & par l'inflammation de quelque partie nerveuse.

Si cette plénitude dérive de la compression d'une partie du cerveau par la dépression du crâne ou par un épanchement de sang considérable, le rétablissement de la piéce enfoncée par l'opération du trépan, en faisant cesser la pléthore particulière, en rétablissant l'équilibre de la distribution des esprits, acquiert le titre de relâchant.

Il en est de même des *incisions* qui deviennent Antispasmodiques, lorsqu'elles arrêtent les contractions spastiques en débridant des fibres, qui, par un défaut de souplesse, résistent aux efforts que la nature fait; ou en coupant celles qui souffrent de la solution de continuité de leurs voisines.

Enfin les opérations par lesquelles on *remet* les membres luxés, on *rétablit* les portions d'os cassés, on *enleve* les esquilles ou autres corps étrangers engagés dans les parties nerveuses, ont la qualité Antispasmodique de l'espéce dont il s'agit, lorsque la distraction des fibres qu'elles font cesser, est la cause des mouvemens convulsifs.

L'on voit donc de tout ce qui vient d'être dit, que le genre relâchant renferme quatre espéces qui sont les relâchans *secs*, les relâchans *humides*, les relâchans *sédatifs*, & les relâchans méchaniques.

TROISIEME GENRE.

Les Antispasmodiques vernissans.

QUAND *Boerhaave* ne nous auroit laissé que l'avertissement du 75e de ses Aphorismes, il eût toujours mérité l'immortalité ! Ce grand homme nous avertit de ne pas imiter la mauvaise pratique des idiots & des charlatans qui ne pensent qu'à faire sortir des glaires du corps, sans considérer que nos fibres ont besoin d'être enduites & recouvertes de mucosités qui les garantissent de l'impression trop vive des matières âcres qui les touchent dans l'état de santé comme dans celui de maladie : en effet, il n'arrive que trop souvent que les purgatifs &

autres évacuans donnés inconſidérément, n'emportent pas ſeulement les glaires morbifiques, mais entraînent auſſi celle qui eſt naturellement dûe aux fibres ; il en réſulte moins une guériſon qu'un échange, & même un ſurcroît de maladie : les glandes trop fatiguées s'irritent, deviennent trop ſenſibles par relâchement, leurs follicules ne retiennent plus aſſez leur glu pour lui donner, par l'abſorption de la ſéroſité, le degré de conſiſtance requis. Les fibres ſe trouvent donc trop peu garanties, les humeurs les irritent, les agacent par leurs ſels, & de-là réſultent des affections vaporeuſes, des contractions ſpaſmodiques.

C'eſt dans ce cas que les *huileux*, les *mucilagineux*, les *terres abſorbantes*, les *chaux métalliques*, deviennent Antiſpaſmodiques en toute rigueur.

Les deux premières de ces ſubſtances ſuppléent au défaut du *mucus* par leur viſcoſité propre ; les terres abſorbantes lui rendent le degré de conſiſtance qu'il a perdu. Les chaux métalliques, les terres bolaires réuniſſent ces deux avantages.

Il eſt inutile de s'arrêter ſur la manière d'agir des huileux & des mucilagineux ; leur viſcoſité la fait aſſez comprendre ; mais celle des deux autres a beſoin de quelque éclairciſſement.

Je ne touche pas ici à la queſtion ſi ces remédes peuvent entrer dans la maſſe du ſang. Il me ſuffit qu'ils aient la faculté de rétablir la conſiſtance du *mucus* naturel des premières voies ou d'y ſuppléer, pour être autoriſé à les conſidérer comme Antiſpaſmodiques proprement dits.

Or la vertu *bibule* des corps terrestres est une propriété connue & qui les rend capables d'absorber l'excès d'humidité, ou cette sérosité surabondante qui auroit dû être repompée par les tuyaux aspirans des cryptes glanduleuses ; ils font donc, à l'égard de ces mucosités, ce que fait la brique que le Maçon plonge dans le seau de son mortier trop liquide ; ils leur donnent de la consistance en s'imbibant de l'humidité superflue : d'ailleurs, le mouvement péristaltique broye, mêle les corps & les terres métalliques & bolaires avec l'enduit trop clair ; & de cet amalgame comparable à celui du sable & de la chaux délayés ensemble, résulte une masse ou une pâte plus consistante & mieux liée.

Mais les *chaux métalliques* & les *terres bolaires*, outre la faculté de rendre par leur mêlange le degré de consistance requis au *mucus*, ont aussi la propriété d'en remplir les fonctions : dans les cas de la dénudation des fibres, la *terre sigillée*, le *cachou*, le *bol d'Arménie*, l'*antimoine diaphorétique*, la *matière perlée*, le *bézoard minéral*, &c, fournissent par l'onctuosité de leur substance, un enduit très-doux, & qui ne le céde aucunement au naturel pour ce qui regarde la mollesse du contact, & qui ne peut manquer de procurer le même soulagement à cette excoriation interne, que celui que produisent la *céruse*, le *minium*, le *magistère de bismuth*, &c. appliqués sur les externes. De plus, si on réfléchit que les fibrilles, les houpes nerveuses se froissent mutuellement, en s'agitant dans les affections spasmodiques, que ces froissemens d'organes si tendres, si sensibles, fibles, si délicats, les échauffe, les irrite, & anime en conséquence davantage le mouvement désordonné; on concevra que la *chaux* dont j'ai parlé, la *corne de cerf*, les *mâchoires de brochets*, les *huileux*, les *mucilagineux*, font encore à cet égard l'effet Antispasmodique, parce qu'en s'interposant entre les corpuscules, ils parent à l'inconvénient du froissement, & empêchent ainsi le progrès de l'orage : par conséquent l'*antimoine diaphorétique* que l'on avoit voulu absolument exclure du rang des Antispasmodiques, les *terres absorbantes*, les *os d'animaux* qui n'y étoient plus admis que dans le cas d'aigreurs, possédent des titres qui leur méritent une considération plus étendue.

QUATRIEME GENRE.

Les Antispasmodiques tempérans.

LA santé a ses degrés de latitude : dans l'état naturel, les humeurs peuvent s'écarter de leur bénignité, acquérir quelque peu d'acrimonie, heurter plus rudement les fibres, sans que le bon ordre de l'économie en soit troublé. Les causes irritantes doivent être même bien fortes pour produire des spasmes proprement dits, lorsque la constitution est robuste : nous voyons, par exemple, tous les jours des personnes se livrer à des emportemens terribles sans s'en trouver mal; d'autres jouir de la meilleure santé, quoiqu'elles rendent tous les jours des vers. Les Paysans boivent du cidre, du vin, de la bierre très-aigre, sans en être incommodés; ainsi si tous les Sujets étoient d'une forte complexion, les remedes *tempérans* seroient assez rarement employés dans les maladies spasmodiques, & n'y serviroient presque que dans les cas d'empoisonnement; mais l'état de foiblesse innée ou acquise des neuf dixiemes des hommes, rend ces remedes d'un usage plus fréquent. En effet, la plûpart des spasmes reconnoissant une irritabilité trop exquise des fibres pour cause, leur traitement n'exige pas seulement les remedes qui ont la vertu de corriger positivement cet excès, mais aussi ceux qui y remédient négativement, parce qu'en attendant qu'on ait détruit la cause principale ou prochaine de la maladie, l'on doit arrêter les impressions de celles qui n'ont trop d'énergie que relativement à la mauvaise constitution de l'irritabilité : or nous avons déja fait observer que lorsque l'irritabilité est devenue excessive, des causes très-légeres suffisent pour mettre le genre nerveux en érétisme, & produire de grands ravages.

C'est principalement sur cette considération que les remedes propres à combattre certains *stimulus* qui se développent à la faveur de l'état spasmodique & qui l'aggravent, doivent entrer dans la classe des Antispasmodiques proprement dits, & que nous rapportons les *délayans*, les *fondans*, les *résolutifs*, les *absorbans*, les *obvolvans*, les *rafraîchissans*, les *antifermentans*, les *anthelmintiques*, les *vomitifs* & les *purgatifs*, au genre des *tempérans*.

Les délayans produisent leurs effets par l'*eau*, les fondans par le *sel*, les résolutifs par le *soufre* & par le *phlogistique*.

L'*eau* tempere toutes sortes d'acrimonie, en dispersant les molécules âcres, de façon que celles qui flottent dans le corps du fluide, cessent d'atteindre les fibres, & que celles qui nagent à leur surface, agissent sur une plus grande étendue, par conséquent avec moins d'énergie. Le *petit lait*, les *bouillons clairs*, la *limonade*, les *légeres tisanes*, les infusions d'herbes apéritives, sont mises au rang des délayans, parce qu'à la rigueur ils ne sont que l'eau rendue plus active & plus pénétrante.

Les *fondans* incisent les matieres glaireuses imprégnées d'acrimonie, & leur procurent la mobilité & la ténuité requise à l'expulsion. Nous y rapportons les *eaux minérales*, tant froides que chaudes, les décoctions *déterfives*, *dépuratives*, *vulnéraires*, le *mercure doux*, le *borax*, les *sels neutres*, les poudres de *cloportes*, de *vers de terre*, la *chair de viperes*, &c.

Les *résolutifs* agissent par des exhalaisons qui furetent les plus petits recoins de la machine, s'amalgament avec les matieres concretes qui s'y trouvent, & operent leur dissolution. Le *camphre*, le *bézoard*, les fleurs de *benjoin*, de *soufre*, le *succin*, les *baumes*, les *gommes férulacées*, les plantes *aromatiques*, leurs *huiles essentielles*, les *sels volatils*, appartiennent à cette classe, de même que l'*æthiops* & le *cinnabre*, si la vertu antispasmodique qu'on leur attribue est réelle.

La *magnésie*, les *coraux*, les *yeux d'écrévisse*, les

écailles d'œufs, les *coquillages*, l'*os de séche*, les *mâchoires de brochet*, la *corne de cerf philosophiquement préparée*, l'*antimoine diaphorétique*, la *matiere perlée*, le *bézoard minéral*, &c. sont les absorbans dont l'on se sert communément ; leur vertu, relative à la matiere qui excite les spasmes, consiste dans la propriété qu'ils ont d'absorber les aigreurs, & de détruire quelques autres âcretés.

Les *obvolvans* sont huileux ou mucilagineux. Les huileux sont la *crême*, le *beurre frais*, l'huile d'*amandes douces*, celles d'*olives*, de *noix*, de semences de *navet* & de *chénevi* ; elles enveloppent par leur onctuosité les pointes des sels, &les empêchent par-là de ronger, de piquer les fibres.

Les *blancs d'œufs*, les semences de *coings*, de *psyllium*, les bayes d'*if*, les *fleurs de tilleul*, les racines de *pivoine*, de *grande consoudre*, de *bouillon blanc*, de *mauve*, d'*althéa*, les fleurs & feuilles de *violettes*, les différentes sortes de *gui*, les *gommes*, les gêlées de *veau*, de *cornes de cerf*, &c. fournissent les *mucilagineux*, dont la maniere d'agir est la même que celle des huileux.

Les *rafraîchissans* sont les *tamarins*, les grappes de *sumac*, de *berbéris*, le jus de *citron*, le *vinaigre*, l'esprit de *nître*, celui de *vitriol*, la crême de *tartre*, le *nître*, le *sel d'alléluia*, les fruits d'été, &c. ils détruisent l'alkalescence des humeurs, arrêtent leur putridité, temperent leur acrimonie, fixent & absorbent leurs soufres trop développés, & sont par-là de vrais Antispasmodiques, lorsque l'affection tire des forces de la rancidité des ſucs, de leur alkaleſcence, d'une bile trop exaltée, ou de la légere phlogoſe des fibres, leſquelles étant gonflées, ſe froiſſent mutuellement & s'échauffent. *Frédéric Hoffman* étoit ſi perſuadé de la vertu antiſpaſmodique des rafraîchiſſans, qu'il fait entrer le nître dans toutes ſes poudres tempérantes.

Les *antifermentans* empêchent les végétaux qui nous ſervent de boiſſon & de nourriture, de ſuivre leur mouvement ſpontanée de fermentation; ils ſuſpendent ce mouvement lorſqu'il eſt excité; ils boivent, ils abſorbent la ſurabondance d'air qu'il produit, & qui, ſelon les expériences *Hallérienes*, eſt un aiguillon très-efficace, ou tout au moins ils en affoibliſſent l'élaſticité.

Ces remedes ſont, ou des vapeurs aqueuſes, ſoit pures, ſoit ſubtiliſées par le principe volatil des plantes balſamiques, ou des acides qu'on tire des minéraux par la diſtillation; ſavoir, l'eſprit de *vitriol*, de *nître*, de *ſel commun*, les différentes ſortes d'*æthers*, la *liqueur minérale anodyne de Hoffman*, l'*eſprit de nître dulcifié*, ou des amers toniques fournis par les végétaux, tels que l'*abſynthe*, la *petite centaurée*, l'*aigrémoine*, la *véronique*, la *germandrée*, les *bayes de laurier*, les *fleurs de grenade*, les *coquilles de noix*, les *écorces d'oranges*, la *myrrhe*, l'*aloës*, les *élixirs*, &c. ou enfin des amers ſalins, connus ſous les noms de *ſel de glauber*, de *tartre vitriolé*, de *ſel polychreſte*, de *terre foliée*, de *ſel ſédatif*, &c.

La vertu antiſpaſmodique, que nous attribuons à ces remedes, eſt fondée ſur les expériences de M. *Hal-*

les (1), par lesquelles il est prouvé que les vapeurs aqueuses & les esprits sulphureux ont la propriété d'absorber l'air ou de détruire une partie de son élasticité; sur la pratique des Marchands de vin, qui, pour empêcher la fermentation du vin, parfument leurs tonneaux avec des meches de soufre allumées; sur celle des Brasseurs, qui, pour faire des bierres de garde, font entrer le houblon dans leur composition. L'estomac est comme un tonneau qui reçoit des matieres fermentables, & d'autant plus susceptibles de ce mouvement, que la chaleur humide de ce viscere y est favorable.

Les *anthelmintiques* sont les *huileux*, les *drogues fétides* qui suffoquent les vers, les *mercuriaux*, les *acides* qui les empoisonnent, les *absorbans pierreux* qui les déchirent, les *salins* qui les dissolvent & brisent leurs nids, les *vomitifs* & les *purgatifs* qui les évacuent.

CINQUIEME GENRE.

Les Antispasmodiques calmans.

LE principe *calmant* est le même que le *sédatif.* Il prend ces différens noms selon qu'il agit sur les solides ou sur les fluides du système nerveux. Je l'appelle *sédatif* lorsque je considère les changemens qu'il produit

---

(1) La statique des végétaux & l'analyse de l'air, chap. vi. exper. 96 & suiv. *Item. appendice exper. iij. & iv.*

dans le tiſſu des nerfs; *calmant* lorſque je porte mon attention ſur la modification qu'il donne aux molécules des eſprits ; ainſi la même ſubſtance eſt ſédative & calmante comme un même liquide eſt relâchant & délayant.

Nous avons expliqué ſes effets ſur les ſolides au Paragraphe des relâchans : ici nous conſidérerons ceux qu'il produit ſur les fluides.

Il faut donc ſe rappeller que cette ſubſtance eſt du genre des huileux ; mais pour produire l'effet calmant, l'huile a beſoin d'être extrêmement atténuée, diviſée, dépurée. De fait, ſes molécules forment, par leur tendance mutuelle, des maſſes trop groſſières pour pouvoir s'inſinuer dans les tuyaux infiniment petits des nerfs, & leur alliage avec le principe ſalin donne des compoſés qui n'ont pas cette douceur, cette onctuoſité qui doit rendre leur nature oppoſée aux caractères ſtimulans. Cette ſubſtance ne devient donc Antiſpaſmodique calmante que lorſqu'elle ſe trouve dans toute ſa pureté, & combinée avec des particules de feu, qui la réſolvant dans ſes atômes ou parties élémentaires, en font des eſpéces de furets.

Sous cet état la volatilité de ces parties eſt ſi conſidérable, qu'elles ont beſoin d'être arrêtées & retenues par quelque matière fixe qui leur ſerve d'étui, de frein ou d'enveloppe ; ſans quoi elles ſe diſſiperoient en pure perte, & ſe ſouſtrairoient à la diſpoſition du Médecin. C'eſt pour cette raiſon que l'Etre, infiniment ſage, les a renfermées dans des boëtes gommeuſes & réſineuſes, qui, s'amolliſſant par la chaleur naturelle ou ſe diſſolvant dans nos ſucs, laiſſent ſortir le parfum au profit de l'économie animale : l'exiguité des particules de ces exhalaiſons, leur nature éthérée, huileuſe, balſamique, les mettent en rapport avec les filamens nerveux & les eſprits. Elles paſſent donc dans ces filières, partie en s'imbibant dans les ſillons des houppes nerveuſes qui garniſſent l'intérieur des viſcères, comme le prouvent les expériences du Docteur *Robert Whytt* (1), partie en enfilant la route ordinaire de la circulation. Elles s'uniſſent, ſe mêlangent intimement avec les globules ſpiritueuſes; elles les enduiſent, elles en égaliſent les aſpérités, rempliſſent les échancrures, enveloppent les pointes ſaillantes, rétabliſſent ainſi leur douceur naturelle, lorſqu'elle eſt altérée, & peuvent même les polir à l'excès, ſi on abuſe du remède qui les fournit. En effet, le mêlange trop abondant de ces particules calmantes avec le liquide nerveux, peut former un mixte ſi émouſſé, ſi dépourvû de piquant, que l'irritabilité des nerfs ceſſera d'être ſenſible à ſon contact.

Ces remédes ſont de deux eſpéces. Dans les uns, le principe calmant eſt moins abondant, moins lié, moins onctueux; ceux-ci enduiſent la ſurface des eſprits, ſans gêner leur liquidité. Ils refrenent leur vertu irritante ſans l'étouffer : ce ſont les *anodyns*, au nombre deſquels on compte le *camphre*, le *ſaffran*, le *muſc*, l'*ambre*, le *bezoard*, le *caſtoreum*, les eaux ſimples diſ-

(1) Journal de Médecine, Juillet 1758.

tillées des fleurs de *primeverre*, de *caille-lait*, de *muguet*, de *lis blanc*, de *Reine des prés*, de *sureau*, de *cerises*, de *coquelico*, de *camomille*, de *pivoine*, de *mélisse*, de *mille-feuille*, de *tilleul*, d'*acacia*, &c.

Le principe calmant est plus abondant dans les autres; sa consistance est plus tenace, plus gluante, plus visqueuse. Ainsi en enduisant les esprits, ils les privent totalement de leur qualité irritante; en s'amalgamant avec eux, ils les engluent, les fixent & suspendent leur mouvement; on les connoît sons le nom des *narcotiques;* l'opium est à leur tête, & l'on y rapporte la *jusquiame*, la *cynoglosse*, la *mandragore*, la *cigue*, la *belladona*, les *solanums*, les *moucherons de chandelle*, le *charbon de la laine*, le *stramonium*, &c.

Sixieme Genre.

Les Antispasmodiques irritans.

LE liquide nerveux est l'aiguillon propre des fibres; il est la principale cause déterminante de leur contraction; c'est même lui qui régle les degrés de force de cette action: ainsi dès que les fibres d'une partie reçoivent une plus grande quantité de ce liquide que celles de leurs antagonistes, l'équilibre est rompu à l'avantage de celles-là, & cet effet doit avoir également lieu à l'égard des différens ordres de fibrilles qui entrent dans la construction d'une fibre.

Les *irritans* peuvent donc dissiper les spasmes d'une

partie ; 1° en excitant des contractions pareilles dans une autre. Les esprits appellés vers ce dernier endroit par l'action irritante, se portent en moindre quantité vers le premier ; ce qui produit une diversion. C'est ainsi que l'éternuement fait cesser le hoquet...... *Sternutationes supervenientes solvunt singultum* (1). J'ai vû, dit M. *Vanswieten*, lorsque j'irritois légerement les intestins, un spasme se former dans le lieu irrité ou à son voisinage, & quelquefois dans ces deux endroits à la fois. Si je chatouillois alors quelque autre portion, j'ai vû le premier spasme cesser & un pareil se produire dans quelque lieu. Il est très-croyable, poursuit cet *illustre auteur*, que tous les remédes que nous appellons *carminatifs* agissent à-peu-près de cette manière. En effet, on observe qu'ils produisent les flatuosités, & qu'ils les dissipent ; car si quelqu'un prend de l'esprit d'*anis*, de *liveche* ou toute autre liqueur aromatique, il aura bientôt des éructations, quoiqu'il ne se sentît auparavant nullement tourmenté de vents (2). Les remédes donc que l'on emploie pour dissiper les vents, sont, en quelque façon, venteux eux mêmes, en tant que par leurs douces irritations, ils excitent des spasmes dans le ventricule & les intestins, lesquels resserrent, amassent & accumulent les flatuosités : mais comme ces spasmes sont légers, ils servent à en faire cesser de plus violens qui tourmentent les autres portions du canal (3).

(1) *Hippocrat. aphor. 13. sect. v.*
(2) *Comment. in Boerhaave, paragrah. 650.*
(3) *Ibid. paragraph. 651.*

Nous rapportons auſſi à cette manière d'agir l'action Antiſpaſmodique du *ſel ſédatif de Homberg*. La grande ſolubilité de ce ſel, ſa cryſtalliſation en aiguilles fines lui donnent un accès très facile des premières voies dans les ſecondes; il y inciſe les humeurs viſqueuſes, déſopile les capillaires, rétablit l'ordre de la circulation, abſorbe l'alkali volatil, abat la fiévre, tandis que par ſa douce irritation ſur les diffèrens émonctoires, particulièrement ſur ceux de la peau, il y détermine le courant des eſprits, & produit une diverſion qui met fin aux délires, aux contractions ſpaſmodiques (1), & ramene le ſommeil.

2°. Les *irritans* diſſipent les ſpaſmes encore d'une autre façon, ſçavoir, en entant un ſpaſme ſur un autre.

Comme il doit paroître étrange que ce qui irrite une partie puiſſe la relâcher, je dois ici me munir de quelque autorité. Je m'appuyerai de celle du Docteur *Rega*, qui, dans ſon ouvrage intitulé, *Methodus Medendi*, donne l'aphoriſme ſuivant. *Cùm conſtet quoque nonnumquam ſpaſmum tolli ac interceptum motum tonicum partis criſpatæ reſtitui per novum ſuperinductum & accedentem ſtimulum, patet & ipſa ſtimulantia nonnumquam relaxare, licet merè accidentaliter* (2). A l'autorité joignons des faits: la *ſtrangurie bénigne*, le *tarantiſme*, la *cardialgie vaporeuſe* me les fourniront.

(1) *Commentar. de rebus, &c. geſtis volum. viij. pag. 521.*
(2) *Accurata method. medend. paragraph. 839.*

La *ſtrangurie* produit une conſtriction douloureuſe dans l'urètre qui ſe fait principalement ſentir à ſon extrémité. Lorſque le mal eſt occaſionné par une boiſſon malfaiſante, telle que la bierre très-nouvelle, ou par quelque autre cauſe auſſi légère, on la fait promptement ceſſer en mettant dans le canal un grain de ſel, lequel n'y fait autre choſe que d'exciter des contractions différentes de celles d'où dépendoit cette eſpéce de chaudepiſſe.

La *Muſique* guérit le *tarentiſme* auſſi de cette façon : en effet, c'eſt en excitant de nouvelles vibrations dans le genre nerveux que les ſons des inſtrumens ont le merveilleux pouvoir d'arrêter celles qui produiroient les engourdiſſemens de la partie mordue, de diſſiper les ſerremens de cœur, les conſtrictions de poitrine, le priapiſme, & autres ſpaſmes dont *Baglivi* fait mention (1).

Les contractions ſpaſmodiques qui font l'eſſence de la *cardialgie flatulente* s'appaiſent par des *élixirs*, par des *ſpiritueux*, par des *ſels volatils* qui ne peuvent que produire de nouvelles contractions dans les fibres convulſionnées, & ajoûter ſpaſme ſur ſpaſme. Combien d'autres faits pareils ne pourrois-je pas alléguer, ſi ceux-ci ne ſuffiſoient ? Je me flatte donc que le paradoxe ſera reçu, ſi la raiſon trouve à ſe concilier avec l'æthiologie que nous en allons donner.

---

(1) *Oper. omn. diſſert. de anatom. morſu & effect. tarnutulæ cap. vj.*

Pour comprendre comment l'irritation d'une partie peut la relâcher, il faut réfléchir à sa composition. Chaque point assignable d'un viscere quelconque, est un composé de fibres isochrones, dont le ton varie selon toutes les diversités que peuvent fournir les combinaisons de la longueur, de la grosseur, de la tension, de la densité de chacune d'elles en particulier. En vertu de cet isochronisme, elles sont susceptibles de diverses irritations, c'est-à-dire, que les unes sont sensibles aux impressions d'un genre, les autres à ceux d'un autre genre; de sorte que dans les contractions spasmodiques produites par une certaine cause, il n'y a qu'un genre de fibres qui soit mis en action, & le reste n'y a aucune part: si à une premiere irritation on en ajoute donc une autre d'une espéce différente, il est évident que les fibres qui se trouveront en analogie, en rapport ou synchroniques avec cette seconde cause, joueront à leur tour, & détourneront une partie du liquide nerveux, trop copieusement déterminée vers les fibres du premier ordre, ce qui servira à leur relâchement.

La seule diversité dans la position des fibres d'une partie, ou des fibrilles qui composent ses fibres, peut produire le même effet: concevez des fibres longitudinales & des transverses dans le tissu d'un viscere, ou des fibrilles ainsi situées dans le parenchyme de chaque fibre d'une partie; les longitudinales ne pourront se contracter sans se conglober ou se gonfler, & par conséquent sans distendre les verticales & réciproquement: Qu'à une partie dont les fibres ou fibrilles longitudinales sont contractées, survienne donc une autre irritation qui fasse agir les fibres ou fibrilles transversales, il en résultera une antagonisme d'action, un conflit d'effet entre les unes & les autres; & si la contraction de ces dernieres est supérieure, les fibres accourcies seront obligées de s'allonger, leurs mailles s'élargiront, les sphincters s'ouvriront, la matiere irritante s'échappera, & le spasme sera ôté.

L'action des fibres fournit encore une autre idée: lorsqu'une fibre irritée se contracte, les fibrilles dont elle est composée glissent les unes sur les autres en avançant; l'irritation étant passée, elles glissent les unes sur les autres en reculant. Il y a donc deux forces opposées dans chaque fibrille, une d'*avance* ou systaltique, l'autre de *recul* ou diastaltique. Nous avons un exemple manifeste de cette seconde force dans la diastole du cœur, laquelle est une action aussi réelle que sa systole, puisqu'elle s'exerce dans ce viscere, lors même que le sang n'y afflue plus pour le dilater: *ipsum moveri cordi connatum est*, dit *Galien* (1). Cela étant, il se peut que la force systaltique soit sensible à un genre d'irritation, la diastaltique aux irritations d'un autre genre, & par conséquent ajoutant à un spasme provenu de l'irritation du premier genre, un autre spasme du second genre, on relâchera la partie crispée: les sphincters de l'anus & de la vessie semblent s'ouvrir par l'attention qu'on y prête, comme si l'acte de l'intelli-

(1) *Apud Vanswiet. paragraph.* 675.

gence faisoit ici un effet analogue à cette seconde irritation dont nous parlons. Mais nous en avons des exemples encore mieux marqués dans l'action de certains organes, chez qui l'ordonnance de ces forces paroît renversée, puisque l'irritation y produit, non l'accourcissement ou contraction des fibres, mais bien leur extension. La *verge*, le *clitoris*, les *nymphes*, le *vagin*, les *trompes de fallope*, leur *pavillon*, les *papilles mammaires*, l'*iris*, les *houppes nerveuses des sens externes*, sont de ce nombre. Seroit-ce donc sur ce fondement que le célebre *Hecquet* a avancé qu'il y avoit deux sortes de spasme, dont l'un est une contraction qui tire les fibres vers le *dedans*, & l'autre une contraction qui les tire vers le *dehors* (1).

Une quatrieme maniere par laquelle une irritation peut suspendre les effets d'une autre, consiste en ce que celle que l'on ajoute agit dans un sens opposé à celui de la premiere, ou qu'elle change l'ordre selon lequel elle distribuoit les esprits aux fibres en convulsion : l'action du sel marin dans la strangurie, citée ci-dessus, paroît appartenir à cette maniere d'agir, & nous y rapportons aussi celle de l'anti-émétique de *Riviere* & des sels neutres dans les vomissemens, de l'ipécacuanha dans les cours de ventre devenus habituels. *Wepferus* a remarqué (2) que dans le vomissement, les courants d'oscillations commencent au *duodenum*, traversent le

(1) Réflexion sur l'usage de l'opium, pag. 272.
(2) *Cicut aquat. hist. apud Vanswiet.* §. 652.

pilore, & se répandent aux fibres de l'estomac, en avançant vers le *cardia*, & l'on sait que le mouvement péristaltique augmenté dans les dévoiemens, se porte des intestins grêles vers les gros : or, ces maladies sont assez souvent entretenues par cette seule direction de mouvement, en sorte qu'elles subsistent, quoique leur cause matérielle soit emportée ; par conséquent un reméde qui, par son irritation, renverse l'ordre de cette distribution, doit guérir le mal : c'est ce que font l'anti-émétique en question, & certains sels neutres dans les vomissemens spasmodiques, & l'ipécacuanha dans les cours de ventre habituels. En effet, les bulles d'air que lance l'anti-émétique de *Riviere*, contre l'orifice supérieure de l'estomac, ou l'impression qu'y font les sels neutres, excitent des contractions dans cette partie, qui se répandent dans un sens opposé à celui que *Wepfer* a observé ; & l'ipécacuanha donné dans les dévoiemens habituels, souleve de même un mouvement antipéristaltique, qui arrête également celui d'où la maladie dépendoit.

Enfin, une derniere façon, dont une irritation en fait passer une autre, c'est l'intensité du mouvement désordonné ; c'est-à-dire, que la nouvelle cause ajoute un dégré d'impétuosité au torrent des esprits par lequel la matiere irritante, attachée aux fibres ou enclavée dans les tuyaux mêmes des nerfs, est emportée. L'eau froide soulage quelquefois les convulsions de cette maniere.... *Convulsiones.... frigida multa effusa... levat* (1).

(1) *Hippocrat. aphor. 25. sect. v.*

En

En effet, le froid étant contraire aux nerfs, au cerveau, à la moëlle épiniere, *Frigidum inimicum.... nervis, cerebro, ſpinali medullæ* (1), l'eau froide ne peut bien faire dans des accès de convulſions, qu'autant qu'elle excite des horripilations qui, augmentant l'irruption des eſprits dans la partie affectée, la délivrent de ſes ſpaſmes par un méchaniſme ſemblable à celui par lequel le vomiſſement guérit le vomiſſement; *vomitus vomitu curatur.*

On voit par tout ce qui vient de précéder, que les Antiſpaſmodiques irritans ſont tantôt *révulſifs*, tantôt *dérivatifs.*

Ils ont la qualité révulſive, lorſqu'ils détournent le liquide nerveux de la partie affectée : ils prennent le caractere dérivatif lorſqu'ils changent le ton d'une partie en convulſion, ſoit en agaçant certaines fibres ou fibrilles auparavant tranquilles, ſoit en excitant la force diaſtaltique de celles qui ſont contractées, ſoit en renverſant la direction de leurs mouvemens, ſoit enfin en les augmentant.

Ces remedes ſont externes ou internes. Les externes ſont les *véſicatoires*, l'*aduſtion*, les *piqûres*, l'*électricité*, la *muſique*, les *odeurs déſagréables*, & autres choſes capables d'animer le jeu des nerfs & des organes des ſens.

La claſſe des irritans internes comprend les acides, les alkalis, les neutres & les phlogiſtiques.

---

1) *Hipocrat. aphor.* 18. *ſect. v.*

La liqueur minérale anodyne d'Hoffman, les différentes sortes d'*æthers*, l'*esprit de nître dulcifié*, celui de *sel*, l'*eau de Rabel*, &c. fournissent les acides en question.

Les alkalis sont l'*esprit de corne de cerf*, l'*esprit volatil huileux de Sylvius*, le *bésoardique de Bussius*, l'*eau de luce*, l'*esprit de sel ammoniac*, de *soie crue*, l'*huile animale de Dippel*.

Les neutres sont le *sel sédatif de Homberg*, le *tartre vitriolé*, le *sel de glauber*, l'*arcanum duplicatum*, le *sel de seignette*, la *mixture simple de Paracelse*.

L'*eau de-vie*, l'*esprit de froment*, de *geniévre*, les eaux *spiritueuses composées*, les *huiles aromatiques*, les *élixirs*, les *teintures*, le *vin*, le *phosphore*, &c. donnent les phlogistiques.

CHAPITRE IV.

Marquer l'uſage des Antiſpaſmodiques proprement dits dans les maladies.

PUISQUE nous avons diviſé les Antiſpaſmodiques proprement dits en *ſpirituels* & en *matériels*, l'ordre ou la correſpondance qui doit regner entre la détermination des eſpéces de ces remedes & leur uſage dans les maladies, exige que nous partagions ce chapitre en deux parties, dont l'une marquera l'uſage des Antiſpaſmodiques ſpirituels, & l'autre donnera celui des matériels.

SECTION PREMIERE.

Uſage des Antiſpaſmodiques ſpirituels dans les maladies.

NOUS avons fait obſerver en ſon lieu que la triſteſſe, les chagrins cuiſans, le ſaiſiſſement, la crainte, la colere, &c. dérangent le mouvement des eſprits, alterent leur cauſe, roidiſſent les fibres, affoibliſſent leur ton, troublent leurs oſcillations, & excitent en conſéquence des ſpaſmes, des mouvemens convulſifs en différentes parties; d'où il eſt évident que les maladies, dont nos paſſions ſont la cauſe, doivent être combattues par les Antiſpaſmodiques.

Mais quels ſont ceux qui doivent ici tenir le premier rang ? *Sanctorius* nous l'apprend lorſqu'il dit, *paſſio animi non medicinis, ſed aliâ paſſione contrariâ ſuperatur* (1). C'eſt donc aux Antiſpaſmodiques moraux qu'on doit principalement recourir, d'autant plus que les remedes phyſiques ne peuvent rien ici ſans leur ſecours. Or, l'on combat la triſteſſe par la joie, on diſſipe le ſaiſiſſement par l'aſſurance, on déſarme la colere par l'amitié; on éloigne les objets de ces paſſions, on détourne l'eſprit de leur contemplation, en lui en préſentant adroitement d'autres capables de faire des impreſſions très-différentes ou contraires.

Les Antiſpaſmodiques ſpirituels ne ſont pas ſeulement utiles dans les maladies que les paſſions ont fait naître; mais leur bénéfice s'étend à toutes celles qui ſont un peu ſérieuſes, & même encore à celles qui ne ſont graves que dans l'imagination du ſujet.

L'eſprit du malade prend un intérêt plus ou moins vif à ſon état, & ſes inquiétudes, ſes craintes, comme ſa tranquillité & ſon aſſûrance, mêlent leurs impreſſions à celles des cauſes matérielles. Les premières de ces paſſions entretiennent les ſolides dans un état ſpaſtique; elles troublent leurs oſcillations, reſſerrent les conduits, contractent les ſphincters, bouchent les pores: les ſecondes concourent à la ſoupleſſe des fibres, dégagent les matières engouées, facilitent leur expulſion; par conſéquent le Médecin, dont le devoir com-

(1) *De ſtaticâ medicinâ, ſect. vij. parag. 12.*

prend tout ce qui peut aider la nature, doit prêter une attention toute particulière à la manière d'être de l'esprit de son malade : le rassûrer, calmer ses inquiétudes, dissiper ses allarmes, lui procurer une assiette tranquille, c'est souvent le guérir ; c'est au moins toujours lever bien des spasmes & des embarras qui traversent les efforts de la nature. Il n'est pas rare de voir des personnes, qu'aucun remède ne soulage, se porter bien ou mal, selon la diversité joyeuse ou triste des circonstances. J'ai vû une Demoiselle qui fut guérie du soir au lendemain d'un catharre rebelle à tous mes remédes, par l'arrivée chez son pere d'un jeune homme dont elle souhaitoit & espéroit d'être aimée. J'en ai connu une autre qu'un garçon faisoit se bien ou mal porter à son gré, selon qu'il lui témoignoit de l'amitié ou qu'il lui marquoit de l'indifférence. *Irselius* (1) fait observer que l'enfantement avance par la simple persuasion d'être bientôt délivrée ; que les douleurs de ce travail convulsif se calment par la satisfaction que la mere reçoit en voyant son enfant ; celles de la lithotomie par l'aspect de la pierre dont on se trouve débarrassé. » Lorsque dans » les Hôpitaux je suivois, dit M. N., les opérations de » Chirurgie (1), j'ai eu occasion de voir plusieurs fois les » effets de la pusillanimité & de la frayeur. Je les ai ob- » servés surtout chez quelques-uns de ceux qui venoient » se faire tailler : ils se frappoient au point que leur poulx

(1) *Dissert. inaugur. de animi læti, &c. efficaciâ, parag. 10.*
(2) Recueil périodique d'Observ. tom. 2. pag. 76.

» restoit toujours petit, dur & concentré. J'augurois » mal alors de l'opération ; je les voyois tailler avec » toute l'habileté possible; délivrés, ils ne témoignoient » aucun plaisir ; leur poulx restoit dans le même état, » le resserrement qu'avoit occasionné la crainte de l'o- » pération, étoit toujours le même ; les potions cor- » diales ou les saignées ne pouvoient rien, & au bout » de quelques jours, ils mouroient au grand étonne- » ment de la plûpart de ceux qui les avoient vûs opé- » rer, & sans qu'on pût accuser en rien l'opérateur. »

C'est de-là qu'il arrive assez souvent que le malade, qui a beaucoup de confiance en son Médecin, est notablement mieux pendant la visite que celui-ci lui rend, qu'en tout autre temps. Sa conversation contribue quelquefois plus à la guérison de la maladie que ses remédes. » Un Médecin, dit *l'agréable de Fontenelle* (1), » a presqu'aussi souvent affaire à l'imagination de ses » malades qu'à leur poitrine ou à leur foye, & il faut » savoir traiter cette imagination qui demande des spé- » cifiques particuliers. » C'est pourquoi les discours du Praticien doivent toujours présenter la maladie du côté le plus favorable, ses raisonnemens aboutir à quelque motif de consolation, son air, son humeur, cacher ses embarras. Cette même raison lui permet d'exagérer la vertu des remédes qu'il ordonne, de vanter sa capacité, son expérience, son savoir-faire, en un mot, de

(1) Hist. de l'Acad. Royale des Sciences 1716, pag. 100, édit. d'Amsterdam.

charlataner, lorſque les circonſtances & le génie du ſujet exigent ce ton, puiſque les paroles du Médecin ſont autant d'Antiſpaſmodiques qu'il gliſſe dans l'ame du malade : *ſemper ægros ſecuros agere convenit*, dit *Celſe*, (1) *ut corpore tantum non etiam animo laborent.* Je ſuis très-perſuadé que l'heureux ſuccès qui couronne quelquefois les entrepriſes hardies de certains idiots qui ſe mêlent d'un Art qu'ils n'entendent point, eſt dû en partie à l'emphaſe & aux tours de leurs expreſſions. Cela étant, pourquoi le bon Médecin laiſſeroit-il cet avantage ſur lui au Charlatan ? Pourquoi n'uſeroit-il pas d'une ſupercherie permiſe par ſon motif, & qui, dès qu'elle n'excéde pas les bornes fixées par la prudence, n'a rien qui choque l'honnête homme ? On ne peut douter que bien des perſonnes ne ſuccombent à des maladies dont on auroit pû les guérir, ſi elles avoient eu plus de fermeté, de courage & de confiance ; & je me défie toujours beaucoup du ſuccès, lorſque le malade ſe laiſſe aller à la penſée qu'il n'en reviendra pas ; comme je conſerve toujours quelque lueur d'eſpérance dans les plus fâcheuſes conjonctures, tant que le moribond ne ſe condamne point lui-même. C'eſt dans ces extrémités où la nature épuiſée n'a plus la force de mettre la vertu des remédes phyſiques à profit, où le mouvement languiſſant des eſprits eſt une alternative de repos & de bonds qui excitent des convulſions, qu'on a vû les remédes moraux produire des effets ſenſibles. *Frédéric*

(1) *Libr. iij. cap. v. pag.* 127.

Hoffman atteste (1) avoir plusieurs fois remarqué que les derniers Sacremens rendent des forces aux malades; ce qu'il attribue à la douce consolation dont l'ame est pénétrée d'avoir fait une si belle œuvre : consolation que je crois n'être portée à ce degré d'efficacité, que par la vertu surnaturelle de la grace.

Nous nous proposons, dans la plûpart des maladies, de fondre par nos remédes, des humeurs, de les détremper, ensuite de les évacuer & de soutenir les forces. Mais y a-t-il rien de plus approprié à ces effets que ce qui détend immédiatement les solides, & rétablit leurs oscillations? L'humeur engouée, dès qu'elle sera délivrée de la compression qui la condensoit, ne se laissera-t-elle pas pénétrer & dissoudre par le liquide médicamenteux qui y aborde? Et les embouchures des vaisseaux, en cédant à l'impulsion d'un cœur consolé, ne lui laisseront-elles pas une issue assez libre pour déloger? Au contraire, lorsque des dispositions opposées se rencontrent ou surviennent, a-t-on lieu d'être surpris qu'on en contracte insensiblement une maladie? Doit-on l'être de ce que les remédes soient sans effet, tant que dure cet état, ou de ce que les maladies qui ont des causes aussi pernicieuses soient ordinairement mortelles. *Observavi*, dit M. Tissot (2), *illos omnes qui post animi pathema triste decumbebant, occubuisse, licet morbus primo intuitu gravior non videretur.*

(1) *Dissertat. de animo sanit. & morbor. fabro*, §. 9.
(2) *Dissertat. de febrib. biliosis, pag.* 123.

Celui qui fait des réflexions là-deſſus, apperçoit que *l'apathie*, *le calme d'eſprit*, eſt une condition indiſpenſablement néceſſaire aux bons effets des remèdes; que la Médecine ne peut redreſſer les écarts de la nature qu'autant que nos paſſions ne contrarient point cet art ſalutaire; qu'il faut que la *confiance*, *l'humeur tranquille*, le *deſir de vivre*, l'*eſpérance de guérir*, levent les ſpaſmes, ouvrent les réſervoirs de l'humeur à combattre, aident les remédes à fureter dans les plus petits recoins du corps, montent, en un mot, les fibres à leur uniſſon.

Nous avons attribué aux *exorciſmes* une vertu Antiſpaſmodique, il s'agit donc d'indiquer auſſi les cas où on doit les admettre. Ces cas ſont les maladies diaboliques, dont les principaux ſymptômes ſont des diſcours ſuivis & ſenſés en une langue que l'on n'a pas appriſe, la révélation des ſecrets, l'opération des prodiges, la nature étrange des accidens, leur augmentation aux quatre temps, à la vûe ou en préſence de choſes ſacrées. Ainſi lorſqu'une ou pluſieurs de ces marques ſe trouvent dans une maladie, le Médecin ne peut refuſer le témoignage que les parens lui demandent, & ſans lequel il eſt défendu aux Eccléſiaſtiques d'adminiſtrer les exorciſmes. Des auteurs très-graves, de tous les temps & de toutes les Religions, rapportent des Hiſtoires qui appartiennent à cette catégorie. Quant à moi, je dois avouer que depuis vingt-quatre ans que je me mêle de la Médecine, je n'ai rencontré que le ſeul & unique cas ſuivant qui paroiſſe en approcher. Un de mes enfans qui ſe nouoit, & qui vraiſemblablement faiſoit quelque dent, avoit depuis plus de huit jours des frayeurs terribles en dormant : la mere, épouvantée des cris affreux que cet enfant jettoit de temps en temps toutes les nuits, & qu'elle avoit toutes les peines du monde à arrêter, me dit qu'elle lui feroit lire *l'Evangile Saint-Jean* ſur la tête. Je ne pus m'empêcher de rire de cette réſolution, & de la tourner en ridicule : la choſe ayant été exécutée, j'en badinai encore plus, & j'attendois avec impatience l'événement pour m'en ſervir à redreſſer la crédulité de la bonne mere ; mais je n'en eus pas lieu ; l'enfant continua, il eſt vrai, à s'éveiller en pleurant, mais ce ne fut plus avec cet effroi qui annonçoit les fantômes dont ſon imagination étoit obſédée. Pluſieurs mois enſuite, l'enfant fut de nouveau agité de ces frayeurs : je comptois bien avoir ma revanche ; c'eſt pourquoi ayant ſupporté les cris nocturnes de cet enfant pendant ſept à huit jours, je fus curieux qu'on lui lût encore, l'étole ſur la tête, le premier chapitre de cet Evangile : je proteſte, à la face de tout l'Univers, que l'événement a été auſſi marqué à cette fois-ci qu'à l'autre ; ce qui m'ayant induit à lire avec attention les hiſtoires des Démoniaques rapportées dans la *Sainte Ecriture*, je dois convenir de les avoir trouvées ſi déciſives en faveur du Diaboliſme, que je n'ai pû réſiſter à leur force.

DEUXIEME SECTION.

Uſage des Antiſpaſmodiques matériels dans les maladies.

NOus diviſerons cette ſection en autant de paragraphes que nous avons établi d'Antiſpaſmodiques matériels, c'eſt-à-dire, que nous marquerons l'uſage des Antiſpaſmodiques *fortifians* dans le premier : celui des *relâchans* au ſecond ; le troiſiéme ſera deſtiné aux *verniſſans* ; le quatriéme aux *tempérans* ; le cinquiéme contiendra l'uſage des *calmans* ; le ſixiéme celui des *irritans* ; & nous terminerons notre Mémoire par une récapitulation conciſe de ce qu'il renferme.

§. I.

Uſage des Antiſpaſmodiques fortifians.

CEs remédes conviennent, en général, aux affections ſpaſmodiques des perſonnes qui ont le tiſſu des fibres naturellement lâche, qui habitent des endroits marécageux, qui ont ſouffert des pertes de ſang conſidérables, qui ont eu des maladies longues & fortes, dont le traitement s'eſt fait par des évacuations réitérées, qui ſe ſont épuiſées par des travaux de corps & d'eſprit, qui ont miné leurs forces par des débauches, qui ont commis des abus dans l'uſage du thé, du caffé ou d'autres boissons aqueuses relâchantes, qui ont fait des excès en fruits, en légumes, en gelées, en confitures, sucrerie, &c, qui ont mangé trop gras, qui ont continué trop long-temps les eaux thermales & les bains chauds, qui ont vécu dans la paresse & l'oisiveté, qui ont souffert de longues douleurs, enfin, qui ont essuyé des attaques trop réitérées de la maladie dont il s'agit: d'où il est évident que les Antispasmodiques fortifians sont d'un usage très-étendu.

Cependant leur emploi demande beaucoup d'attention de la part du Praticien, & leur choix n'est rien moins qu'indifférent.

Il est des cas qui exigent d'être traités par des *toniques* & par certains toniques. Il en est d'autres où les *nervins* sont particulierement indiqués.

La laxité des parties donne lieu, tantôt à la pléthore, tantôt à des mouvemens de fermentation qui développent de l'acide ou une simple surabondance d'air, tantôt à des collections d'humeurs visqueuses qui ne tardent guères de contracter de l'âcreté ou de former des embarras.

Il faut, avant tout, diminuer la pléthore par la saignée, puisqu'il n'est aucun fortifiant qui puisse bien faire tant que cet état dure.

Si le relâchement a donné lieu à la fermentation acide, ce que l'on connoît par les rapports aigres du malade, rien ne combat plus efficacement les spasmes que les absorbans terreux, parce qu'ils détruisent la cause excitante, & que de leur mêlange avec les acides, il résulte un sel séléniteux d'une nature à-peu-près alumineuse, qui, par sa stipticité, raffermit les fibres trop lâches. C'est de-là que *les yeux d'écrévisses*, *les écailles d'œufs*, *les perles*, *les coraux*, les différentes sortes de *coquillages*, tirent l'éminente vertu antispasmodique que les Praticiens de tous les siécles & de tous les pays leur ont reconnue.

Si c'est par un excès d'air, par le *Gas Sylvestre* de *Vanhelmont* ou l'esprit sauvage, que la fermentation produit ou augmente les affections spasmodiques, ce qui s'annonce par l'impétuosité & la fréquence des éructations, *l'esprit de nitre dulcifié*, *la liqueur minérale anodyne de Hoffman*, *l'eau de Rabel*, sont les fortifians les plus appropriés, parce que ces remédes, outre leur stipticité, possédent une nature sulphureuse qui les rend capables d'absorber cette surabondance d'air, de détruire ou au moins d'affoiblir son élasticité fougueuse, selon ce qui a été dit d'après les curieuses expériences du célebre *Halles* (1). Ils conviennent également dans les cas où la *dégénérescence* des sucs tend à l'alkali ou à la pourriture, à cause de leur caractère antiseptique.

Si l'on a lieu de soupçonner de la saburre dans les premieres voies, on a recours aux toniques qui soient en même temps purgatifs, & c'est dans ces circonstances que *la rhubarbe*, *les mirobolans*, *les tamarins*, &c, font l'effet antispasmodique : mais dans l'usage que l'on en fait, il faut toujours se souvenir que l'action

(1) *Ubi supra.*

purgative est une irritation qui augmente la foiblesse des viscères (1), & qu'ainsi, quoique ces remédes resserrent le tissu des fibres, ils ne le font qu'après l'avoir plus ou moins relâché; d'où il peut arriver que le premier de ces effets l'emportant sur l'autre, on ne débarrasse les viscères de leurs mucosités surabondantes, qu'en les rendant plus propres à en amasser de nouvelles (2). Par conséquent l'on doit se servir de ces sortes de remédes avec beaucoup de réserve, & les combiner avec d'autres, à l'imitation de M. *Vanswieten*, qui recommande la *rhubarbe* mêlée avec *les yeux d'écrevisses*, & quelque peu *de canelle*, comme un purgatif Antispasmodique (3). Avec cette attention, on peut même employer des purgatifs plus actifs, lorsque le sujet est difficile à émouvoir. On ajoûte, par exemple, à l'*aloës* & à la *scammonée*, la *mirrhe*, le *galbanum*, l'*assa fetida*, le *castoreum* qui réfrenent la trop grande sensibilité du genre nerveux, & le soutiennent contre ce que ces purgatifs ont de trop irritant : ces remédes se prennent par la bouche, lorsque les matieres âcres sont contenues dans l'estomac ou les intestins grêles; on les reçoit en lavemens, si la scène qu'ils excitent se passe dans les gros boyaux (4).

S'il y a obstruction dans le systême des vaisseaux &

(1) Jean Phil. de Limbourg, traité des eaux de Spa, prem. édit. paragraph. 245.

(2) Tissot, avis sur la santé, paragraph. 548.

(3) *Comment. in Boerhaave, parag.* 55.

(4) Dissert. sur les vapeurs, par Pierre Hunauld, Mém. de Trévoux 1756, Juillet, pag. 480.

qu'il s'agiſſe de procurer de la mobilité à l'humeur qui obſtrue les viſcères relâchés, diſtend les nerfs, & les rend plus irritables; on emploie *la limaille d'acier*, *le ſel de Mars*, ou autres remédes qui joignent à la vertu de corroborer les ſolides, celle de fondre, de diſſoudre les liquides épaiſſis, & de les adoucir.

Mais ſi l'embarras ſe trouve dans le genre nerveux même, il faut avoir recours aux Antiſpaſmodiques *nervins* que nous avons dit être des remédes compoſés de particules aſſez ſubtiles pour pouvoir s'inſinuer dans les tuyaux des nerfs, & qui non-ſeulement rendent du ton aux ſolides, mais encore qui diſſipent le brouillard épais, & les vapeurs groſſieres qui les engouent. C'eſt ſur cette conſidération que l'*ambre gris*, le *ſuccin*, le *camphre*, le *galbanum*, le *ſagapenum*. l'*opopanax*, la *mirrhe*, le *maſtich*, la *gomme ammoniac*, l'*aſſa fetida*, la *térébentine*, les baumes de *Pérou*, de *Copahu*, de *Tolu*, de la *Mecque*, &c, les *eaux minérales ferrugineuſes*, les *teintures ſpiritueuſes*, les *eſprits aromatiques*, ſont employés contre les paſſions hyſtériques, les affections hypochondriaques, les maladies démoniaques, & les prétendus ſortiléges.

Le cours des eſprits peut être languiſſant, ſans embarras dans les nerfs, & occaſionner des ſpaſmes par l'inégalité & l'intercadence d'une diſtribution qui vacille de foibleſſe: c'eſt dans ce cas que le *vin* & autres cordiaux, conviennent parfaitement. On choiſit entre les différentes ſortes de vins, ceux dont les qualités s'accordent avec les circonſtances particulieres de la maladie & du ſujet. Les poitrines foibles, délicates, fort irritables, ne ſupportent que les vins doux, tels ſont le *muſcat*, le vin de *Canarie*, de *Malaga*, de *Rota*, le *Lachrima Chriſti*, de *Keirès*, &c. Ces vins huileux nuiroient aux malades dont le tempérament eſt bilieux, inflammatoire, & dont les humeurs tendent à la putridité. Les aceſcens ſeuls conviennent dans ces cas-là; tels ſont les *vins du Rhin*, de *Moſelle*, & de *Bar*. L'épuiſement donne-t-il lieu à des évacuations contre nature? Le vin de *Bourgogne*, de *Tinto*, de *l'Hermitage*, de *Pontac*, de *Cornaſſe*, de *Portugal*, &c, doivent être préférés; les vins de *Bleikaert*, notamment le *vin blanc d'Aar*, ſont ſpécialement recommandés dans les affections ſpaſmodiques des voies urinaires, procédant de foibleſſe.

Si la maladie eſt ſujette à des retours périodiques, & qu'il n'y ait ni obſtruction crue dans les viſcères, ni embarras gluans dans les nerfs, le *quinquina*, la *caſcarille*, les *balauſtes*, les fleurs de *roſes*, de *pivoine*, de *freſne*, & tout autre ſubadſtringent, ſeront indiqués.

Je dis *d'obſtruction crue*, *d'embarras gluans;* car ſi la matiere obſtruante a acquis le degré de coction néceſſaire, ſi elle eſt mobile, ſi elle ne croupit qu'en conſéquence du relâchement du tiſſu des fibres qui n'ont pas la force de s'en débarraſſer, les ſubadſtringens, dont j'ai fait l'énumération, en rétabliſſant le ton, mettront ces fibres à même de pouſſer l'humeur arrêtée, & de la chaſſer de ſes réduits.

C'eſt dans cette circonſtance d'humeur croupiſſante par

par un défaut de reſſort des viſcères, que les douces *frictions* & les *compreſſions* légères ſont employées avec grand fruit. Je me ſouviens, dit *le Baron Vanſwieten*, d'avoir traité une Demoiſelle de condition dont le genre nerveux étoit ſi mobile, que le moindre bruit, l'éclat de la ſimple lumiere lui donnoient des convulſions accompagnées de mouvemens étranges dans le bas-ventre, & d'un ſentiment de douleur, comme ſi on lui eût déchiré les entrailles. Les *gommes férulacées*, ni l'odeur du *caſtoreum*, qui eſt ordinairement ſi ſalutaire dans ces ſortes de cas, ne produiſant aucun bien dans celui-ci, je fis emmailloter la malade depuis les pieds juſqu'à la région du ſein, & le ſoulagement en fut d'abord ſi marqué, qu'elle ſoutint volontiers cet état quelques mois, pendant leſquels je lui fis prendre des remédes qui la guérirent entierement (1). Les douleurs du ventre des nouvelles accouchées, les coliques des perſonnes à qui l'on vient de faire l'opération de la paracenthèſe, ſont d'autres occaſions de faire ceſſer les ſpaſmes par la *compreſſion*.

Lorſque la foibleſſe n'eſt pas ſi extrême, le mouvement de la *promenade*, les balancemens de la *navigation*, les ſecouſſes de la *voiture* & de l'*équitation* font d'autant plus d'effet, que le changement d'air, la diſſipation, la gaieté contribuent beaucoup à relever le ton des fibres : l'âge, le ſexe, les penchans du malade, ſa condition, ſes habitudes, l'état de ſes forces détermi-

(1) *Comment. in Boerhaave*, §. 28.

nent le choix que l'on doit faire de la fatigue, des *jeux*, de l'exercice des *armes*, de l'action de la *danse*, des *travaux* du corps, des *courses* de la chasse, pour achever ce que ces premiers mouvemens ont commencé.

Pour ce qui est des *analeptiques*, l'épuisement après les maladies aiguës, & le dégoût des malades pour tout ce qui est remède, donnent des occasions journalieres de s'en contenter. L'on remarque que cette variété infinie d'affections spasmodiques, qui tourmentent les convalescens, diminue à proportion que la bonne nourriture rétablit les forces, de sorte que l'on ne peut douter que les *analeptiques* ne soient de vrais Antispasmodiques dans ces sortes de cas : ils le sont également dans la plûpart des douleurs d'estomac & autres contractions spasmodiques des pauvres gens, lesquelles ne sont si rebelles aux remedes, ni si sujettes à récidive, que parce que l'indigence empêche de les combattre par des nourritures assorties à la complexion souvent très-délicate des sujets.

---

§. II.

Usage des Antispasmodiques relâchans.

NOUS avons divisé le genre relâchant en quatre especes ; savoir, en relâchant *sec*, en relâchant *humide*, en relâchant *sédatif*, & en relâchant *méchanique*.

La vertu relâchante de la chaleur *seche* est si généralement utile dans les affections spasmodiques, que je n'ai qu'une attention à suggérer relativement à son usage : c'est de ne point se servir de ce remede dans les cas d'un air renfermé, parce que la raréfaction de cet air distendroit les fibres à proportion que la chaleur les relâcheroit, & même au-delà de ce terme d'égalité ; ce qui rendroit le remede sans effet, ou lui en feroit produire un contraire à l'intention du Praticien. Je me souviens d'avoir lu quelque part, dans *Frédéric Hoffman*, le récit d'un fait où cette remarque trouve son application.

Ainsi lorsque le sujet est rempli d'obstructions ou de flatuosités qui ne peuvent franchir les barrieres spasmodiques, on doit préluder par les relâchans internes de la seconde espece, faire prendre quelques tasses d'*eau chaude*, de *thé*, de *caffé*, ou d'une infusion d'herbes *carminatives* ou *diapnoïques*.

Une autre circonstance qui indique l'usage de ces relâchans, est celle que fournit la constitution des solides : il est des personnes dont le tempérament est si sec, si aride, que les fibres dépourvues de ductilité ne peuvent souffrir la moindre extension, sans encourir le danger de rupture. Leurs spasmes reconnoissant le racornissement des nerfs & la sécheresse des fibres pour cause, il est manifeste que les relâchans *aqueux*, *huileux*, les *humectans*, les *émolliens*, sont les seuls antispasmodiques qui conviennent, & c'est dans ces cas que la méthode de traiter les affections vaporeuses des deux sexes, communiquée au public par M. *Pomme* le fils (1), doit être employée.

(1) Journal de Médecine, Mars 1761.

La ſeule violence qu'on fait aux fibres, d'ailleurs aſſez ſouples, peut occaſionner des convulſions qui demandent auſſi d'être traitées par ces ſortes de relâchans. *Galien*, en s'exerçant à la lutte, eut l'acromion écarté de la clavicule; le Maître de l'Académie croyant que le bras étoit démis, tiroit tant qu'il pouvoit, & à pluſieurs repriſes, pour remettre l'os luxé; ce qui fit tellement ſouffrir *Galien*, qu'il ſentit qu'il alloit tomber en convulſion. Il fit donc ceſſer, ordonna d'arroſer continuellement la partie ſouffrante d'huile chaude, & il aſſure que dès qu'on ceſſoit de lui appliquer ce remede, les muſcles de ſon col ſe tendoient, & que les menaces de convulſions recommençoient.

Les relâchans ne conviennent pas ſeulement dans les convulſions que la douleur actuelle fait naître, mais auſſi dans celles qui arrivent à ſon occaſion, long-temps après qu'elle eſt paſſée, comme ſont ces ſpaſmes qui prennent quelquefois inopinément aux accouchées, & ceux que des Chirurgiens habiles ont vu ſurvenir après des opérations de conſéquence bien faites, & dans un temps que la cure paroiſſoit réuſſir au parfait. En effet, le meilleur ſecours que l'art puiſſe employer dans ces cas malheureux, eſt de relâcher tout le corps, mais principalement les parties convulſées, avec des huiles très-douces, des fomentations très-émollientes, la vapeur de l'eau tiede, &c. afin de dégager & de faire ſortir l'humeur âcre qui a fait irruption ſur des nerfs

(1) *Vanſwiet. comment. in Boerhaave, paragraph. 164.*

affoiblis par l'opération & par ses suites. On trouve dans *Ambroise Paré* (1) un cas très-remarquable, qui prouve la bonté de ces remedes en pareilles occasions. Un soldat avoit reçu un coup de feu au poignet avec un tel délabrement des parties, que le sphacele se mit à la plaie, & fit un progrès qui obligea *Paré* de faire l'amputation du membre dans l'articulation même du coude : comme il faisoit un froid très-âpre, & que le malade, qui manquoit de tout, étoit dans un grenier mal couvert, & exposé aux injures de l'air, il fut pris, quinze jours après l'opération, de convulsions dans les membres, avec serrement spasmodique de la mâchoire & une distortion de levres & des muscles du visage, qui produisoit le ris sardonique. *Paré* fit transporter ce misérable dans une étable où il y avoit une grande abondance de fumier échauffé, & ayant fait allumer à ses deux côtés des charbons, il lui frotta avec des linimens la nuque du cou, l'épine du dos, les bras & les jambes, puis l'ensevelit, enveloppé d'un linge chaud, dans le fumier jusqu'au cou, & l'y laissa bien couvert pendant trois nuits & trois jours : les exhalaisons émollientes de ce fumier furent d'un si grand avantage dans ce cas presque désespéré, que le malade en fut d'abord délivré de ses convulsions, commença, après une sueur abondante & une légere diarrhée, à ouvrir la mâchoire, & revint ainsi peu à peu de ce grand danger, à son premier état de convalescence.

(1) *Opera Chirurgica, libr. xj. cap. xxv.*

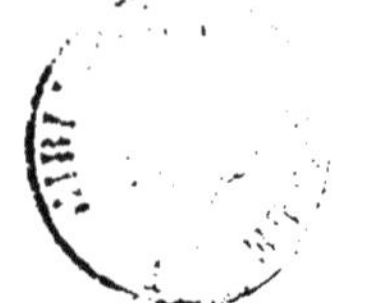

Nous ne dirons rien ici de l'usage des relâchans de la troisiéme espece, qui sont les *sédatifs*, parce que nous aurons occasion d'en parler au paragraphe des *calmans*. Ainsi nous passons aux cas où ceux de la quatrieme espece doivent être employés.

Nous les avons réduits aux *incisions*, aux opérations par lesquelles on *remet* les parties déplacées, à celles par lesquelles on *débarrasse* les parties des corps étrangers, à la *saignée*.

Les plaies des membranes d'un sentiment exquis, celles des parties nerveuses à demi coupées, les inflammations des parties ligamenteuses, offrent assez souvent l'occasion d'employer les *incisions*, comme *Antispasmodiques ;* lorsque dans les plaies de la tête, le cuir chévelu, la calotte aponévrotique, le péricrane, ne se prêtent pas assez à la tumeur que l'inflammation doit produire, il en résulte quelquefois des mouvemens spasmodiques, que le Chirurgien fait disparoître en aggrandissant la plaie ou en débridant le tissu par une ample *incision*. Si un nerf, un muscle à demi-coupé, est la cause des accidens, on sait qu'on les fait aussi cesser en achevant de couper ce qui reste entier : l'état d'un homme qui souffre d'un panaris de la mauvaise espece, est des plus déplorables. Les bandes & les gaînes ligamenteuses s'opposant aux efforts de la nature, qui tâche de faire place aux humeurs, il peut être attaqué des plus affreuses convulsions par la seule distraction des fibres qui manquent de souplesse. Le Chirurgien expérimenté dissipe l'orage en *incisant* hardiment tout ce qui s'oppofoit à la tuméfaction de la partie.

Si les fpafmes font occafionnés par la dépreffion du crâne, par la diflocation des membres, la fracture, le déplacement des os, ou des parties molles dans une hernie; on remédie aux accidens en *relevant* la piece enfoncée, en *remettant* les membres, les portions d'os, les parties molles en leur place.

Les efquilles & autres corps étrangers qui donnent des convulfions en piquant les membranes, en écartant les fibres, doivent être *tirés* par les moyens & avec les précautions que l'art fuggere. Les convulfions caufées par la fracture du crâne exigent le trépan.

Mais de tous les moyens chirurgicaux qui ont la propriété d'arrêter les fpafmes en détendant les fibres, il n'en eft pas d'un ufage plus général que la *faignée*. On la fait concourir avec toutes les opérations dont on vient de parler : elle fait des effets merveilleux lorfque l'inflammation eft la caufe des accidens, comme auffi dans le cas où le mal dépend de la pléthore, tant particuliere qu'univerfelle, & ils font très-fréquens & très-variés : en effet, la pléthore tendant les fibres par fon volume, gênant la circulation du fang par fa maffe, rendant la diftribution des efprits inégale par l'inertie de fon poids, il s'en éléve des affections fpafmodiques de toute efpece : les uns ont des convulfions formelles felon cet aphorifme d'*Hippocrate* (1) : *convulfio fit aut*

(1) *Sect. vj. art. 39.*

à repletione, aut evacuatione. Les autres ſont vexés de crampes ; celui-ci eſt gêné par des conſtrictions de poitrine ; celui-là ſouffre des maux de reins, des douleurs de tête, d'eſtomac, &c. Or la ſaignée remédie promptement à tous ces maux.

Quoique ce remede ſoit ſi efficace dans les affections ſpaſtiques où les relâchans ſont indiqués, je dois pourtant avertir qu'il ne faut pas y venir trop légérement ; que l'on doit, ſur-tout dans la jeuneſſe, laiſſer ſouffrir quelque temps les fibres de plénitude pour les accoutumer à l'extenſion, parce que ſi on ſe fait ſaigner aux moindres ſymptômes de la tenſion, les fibres perdent leur ductilité, & l'on tombe dans la triſte néceſſité de le faire faire trop fréquemment. Je dirige la ſanté d'une perſonne qui eſt obligée de recourir à ce remede, au moins une fois tous les mois, pour éviter les ſpaſmes qui la tourmentent, & prévenir les écarts inflammatoires qu'ils lui occaſionneroient. Il en eſt encore bien pis avec une dame de la connoiſſance de M. *Vanſwieten*, qui craindroit d'étouffer d'anxiétés ſpaſmodiques, ſi elle ne ſe faiſoit faire preſque tous les jours une & même quelquefois deux ſaignées de quelques onces (1).

Ces exemples apprennent que l'on ne ſauroit être trop ſur ſes gardes contre le ſoulagement ſéduiſant des ſaignées dans les affections ſpaſmodiques : ils prouvent que la néceſſité de les répéter augmente dans la pro-

(1) *Comment. in Boerhaave, paragrah. 1210.*

portion de leur fréquence, & que l'habitude, une fois contractée, est une disposition prochaine au mal qu'elles attaquent.

Cette remarque touche également l'usage des relâchans de la seconde espece; car les remedes huileux & aqueux, loin de remédier à la cause radicale du spasme, qui est très-souvent la délicatesse & le relâchement du tissu des fibres, augmentent plutôt cette mauvaise disposition, & rendent ainsi le corps plus susceptible de la maladie en question; c'est-à-dire, que leur bénéfice n'est que momentané, & leur effet moins curatif que palliatif. Lors donc qu'on se trouve obligé d'user de ces sortes de relâchans, il convient, d'abord après en avoir obtenu l'effet, de leur faire succéder quelque remede d'une vertu contraire. C'est une mode établie, & que j'approuve, d'avaler un verre d'eau froide sur le caffé au sortir de table : à ne considérer ici cette derniere boisson que sous sa qualité d'eau chaude, elle ouvre, en relâchant les fibres, l'orifice supérieur de l'estomac, donne lieu à quelques rots, & met par-là le viscere surchargé d'alimens plus à son aise : les vents étant sortis, peut-on mieux faire que de refermer l'orifice & d'en raffermir les fibres par un verre d'eau fraîche ? On conseille aux personnes sujettes à la colique de boire un coup après la soupe, & cet avis me paroît également fondé en raison, lorsque le mal, ce qui est assez fréquent, dépend de débilité; parce que la boisson froide réfroidit le bouillon, & empêche sa chaleur d'augmenter le relâchement : d'où l'on voit que ces perſonnes feroient encore mieux de boire auſſi avant la ſoupe, principalement ſi c'eſt au ſoir, qui eſt le temps où les fibres tendent le plus au relâchement. C'eſt apparemment ſur cette conſidération que l'école de *Salerne* donne le précepte : *ut vites pœnam, de potibus incipe cœnam* (1), vu ſur-tout que le mot de *ſouper* indique que l'on prend de la ſoupe chaude à ce repas.

---

§. III.

Uſage des Antiſpaſmodiques verniſſans.

LES huileux & les mucilagineux conviennent par leur qualité de *verniſſans* dans la dyſurie & la ſtrangurie d'ancienne date, dans des accès de vapeurs, des épreintes de colique qui prennent aux perſonnes récemment guéries d'un choléra, d'une forte diarrhée, d'une dyſenterie violente, dans des toux opiniâtres produites par des ſéroſités âcres qui excorient, dans le hoquet occaſionné par la chute des croûtes aphtheuſes, &c.

Si le mal eſt accompagné de phlogoſe, ou ſi le ſujet eſt d'un tempérament fort inflammatoire, on s'abſtient des huiles & des graiſſes qui ſe ranciroient, des mucilagineux tirés du regne animal qui ſe pourriroient, & l'on emploie ceux que fournit le regne végétal, tels que ſont les fleurs de *tilleul*, de *pivoine*, de *pas-d'âne*, de

---

(1) *De conſervandâ ſanit. cap. xxxviij.*

violettes, & ſes feuilles ; les différentes ſortes de *gui*, les racines de *régliſſe*, d'*althéa*, de *grande conſoude*, de *pivoine*, de *bouillon-blanc ;* les ſemences de *coing*, de *l'herbe aux puces*, les bayes *d'if :* la *pâte de guimauve*, les *gommes Arabique*, *Adraganth*, le jus de *régliſſe*, &c.

Si la dénudation des fibres eſt accompagnée d'un état de relâchement qui affoiblit les digeſtions, il convient de marier les toniques aux huileux ; c'eſt dans ces circonſtances que l'huile *d'amandes douces* broyée avec du ſucre & délayée dans de *l'eau de-vie*, ou de *l'eſprit de froment*, le *chocolat*, le *lait de poule* fait avec *eau de canelle*, &c, ſont des *verniſſans* très-appropriés.

Si cette dénudation donne lieu à des évacuations contre nature, on a recours aux *terres bolaires*, au *cachou*, aux *chaux métalliques*, à *la corne de cerf philoſophiquement préparée*, &c.

---

§. IV.

Uſage des Antiſpaſmodiques tempérans.

NOus avons rapporté à ce genre les *délayans*, les *fondans*, les *réſolutifs*, les *abſorbans*, les *obvolvans*, les *rafraîchiſſans*, les *antifermentans*, les *anthelmintiques*, les *vomitifs* & les *purgatifs*.

Les *délayans* ſont indiqués dans les affections ſpaſmodiques produites par les âcres : on doit donc y avoir recours, lorſqu'il s'agit d'empêcher les effets funeſtes des poiſons corroſifs. *Sydenham* raconte une hiſtoire (1) qui fait voir de quel ſecours ces remédes ſont en pareil cas : un domeſtique fou d'amour, avoit pris une aſſez forte doſe de ſublimé corroſif. Quoique *Sydenham* n'arrivât que près d'une heure après le forfait, & que ce malheureux eût déja la bouche toute en feu, les lévres très-enflées, & qu'il fût prêt d'expirer des douleurs ardentes qu'il reſſentoit à l'eſtomac, il parvint cependant à lui ſauver la vie avec *l'eau pure* qu'il lui fit avaler en grande quantité, & qu'il ordonna de lui injecter en lavemens dès que les tranchées annonceroient que ce que le malade n'auroit pas rendu du poiſon par les vomiſſemens, étoit deſcendu dans les inteſtins ; de ſorte que ce miſérable fut tiré d'affaire en peu d'heures, & qu'il ne lui reſta que l'enflure des lévres, & des exulcérations à la bouche qui furent guéries en quatre jours, avec le lait pris pour toute nourriture.

Les délayans ſont, pour la même raiſon, d'un uſage indiſpenſable dans le choléra ou trouſſe-galant : les mouvemens ſpaſmodiques ſont ſi exorbitans dans cette maladie, que, quoiqu'il y ait une abondance de mauvaiſe bile à évacuer, on n'oſeroit pourtant employer aucun purgatif ou vomitif, parce qu'en augmentant les mouvemens déſordonnés, ils mettroient le feu dans les entrailles. D'un autre côté, il eſt encore moins per-

(1) *Epiſt. 1. reponſ. mihi, pag. 319.*

mis d'arrêter ces mouvemens par des calmans ou des toniques, parce que l'évacuation de la bile perverſe en ſeroit retardée, & que la cauſticité de cette humeur porteroit bientôt une atteinte gangréneuſe aux viſcères.

Dans ce conflit d'indications, on n'a d'autre parti à prendre que celui de délayer cette bile par d'abondantes boiſſons, qui, tempérant ſon âcreté, ramenent les mouvemens ſpaſmodiques à un état de modération moins capable d'enflammer les parties, & toujours ſuffiſant pour l'expulſion de l'humeur morbifique; l'Antiſpaſmodique de *Sydenham* dans ce cas, étoit un léger bouillon de poulet, dont il gorgeoit, pour ainſi dire, ſes malades (1). M. *Lieutaud* recommande *le petit lait*, *la limonade*, l'eau pure ou rendue aigrelette par quelques gouttes d'eſprit de vitriol (2).

Les affections ſpaſmodiques, produites par la colere, ſont encore un cas de cette eſpéce : l'irritabilité des fibres y eſt montée à un ſi haut ton, que, quoique la bile exaltée augmente les anxiétés précordiales, donne des nauſées, &c, le Médecin n'oſeroit cependant uſer d'évacuans. *Frédéric Hoffman* a même jugé ces remédes ſi dangereux dans ce cas, qu'il n'héſite pas de taxer les émétiques & les purgatifs de *poiſons*, dans une Thèſe faite exprès pour en condamner l'uſage : c'eſt pourquoi il combat cette eſpéce de conſtriction ſpaſmodique par les nitreux & les délayans, entre leſquels il recommande

(1) *Cap. de cholerâ, pag.* 176.

(2) Précis de la Médecine pratique, liv. 1. pag. 305. 2e. édit.

l'infuſion de *véronique*, de *ſcordium*, de *fleurs de ſureau*, de *marguerites*, de *camomille*, de *ſemence de fenouille* (1).

On emploie auſſi avec fruit les délayans dans la cardialgie occaſionnée par un défaut de maſtication : le paſſage d'alimens trop gros & trop peu mâchés, diſpoſe les fibres du cardia à l'irritation ; le contact de ces morceaux accumulés dans l'eſtomac, acheve de les mettre en érétiſme, & produit une cardialgie ſpaſmodique qui s'annonce par le hoquet, dont le reméde eſt une taſſe de *caffé*, laquelle, en détrempant ces parties d'alimens, ôte la cauſe de l'irritation.

C'eſt enfin en délayant des matières indigeſtes qui ne peuvent paſſer le détroit du pilore, ou qui par leur dureté, heurtent trop rudement les fibres des inteſtins, que quelques taſſes *d'eau chaude*, de *thé*, de *caffé* ſoulagent ces embarras d'eſtomac, ces douleurs de colique, dont les perſonnes chez qui la digeſtion ſe fait mal, ont à ſe plaindre trois ou quatre heures après le repas.

Le ſcorbut & le rhumatiſme fourniſſent des occaſions de mettre en œuvre les *fondans* comme Antiſpaſmodiques. En effet, la partie ſéreuſe & lymphatique de nos humeurs eſt imbue dans ces maladies d'une âcreté viſqueuſe, laquelle s'attache aux membranes, les irrite, produit des crampes, des contractions ſpaſtiques, des mouvemens ſpaſmodiques vagues qui ne

---

(1) *Oper. omn. tom. v. diſſert. de Medicina emet. & purg. poſt. iram veneno.*

cédent qu'aux *poudres apéritives*, aux *eaux minérales*, aux *décoctions savoneuses*, *détersives.*

L'usage des *résolutifs* est réservé pour les affections spasmodiques, dont la cause réside dans les replis tortueux des glandes, dans les extrémités capillaires des vaisseaux lymphatiques, dans les filieres étroites des nerfs mêmes. Ainsi ils conviennent assez généralement dans les maladies réputées *Démoniaques*, dans les prétendus *ensorcellemens*, *enchantemens*, *mauvais vents*, dans les *obsessions* & *possessions.*

Les *absorbans* s'imbibent de différentes sortes d'âcretés, selon la différence de leur nature respective. Il n'est donc pas égal d'employer les uns au lieu des autres.

Si l'âcreté qui produit les spasmes est *rabieuse* ou *vérolique*, son véritable absorbant est le *mercure.*

Si elle est arsénicale, on en réfrene la virulence par les chaux d'antimoine, spécialement par le *bézoard minéral* qui, selon *Wepfer* & M. *Dehenne*, est le véritable antidote de ce genre de poison (1).

Si elle est sulphureuse ou phlogistique, on l'absorbe & on la fixe par les nitreux.

Si elle consiste en un excès d'amertume de la bile, ce qui paroît être un des cas de cette anxiété cardialgique accompagnée de chaleur & d'amertume le long de l'œsophage que l'on appelle *soda* ou le *fer chaud*, on l'adoucit par les *absorbans alkalins*, dont la vertu antiamère est attestée par *Wédélius*, & confirmée par l'ex-

(1) Journal de Médecine, tom. 10. pag, 330.

périence de *Floyer*, qui a trouvé que les espéces amères s'édulcorent par la coction dans une lessive de chaux d'huîtres (1) ; & par celle de M. *le Président Bon* qui a sçu ôter l'amertume des marons d'Inde par un semblable moyen (2).

Mais ces derniers absorbans doivent être sur - tout employés dans les maladies spasmodiques qui dépendent d'aigreurs, & dont la multiplicité a induit de bons Praticiens à faire, relativement aux différentes circonstances, certains choix dans l'application de ces remédes qui paroissent la plûpart trop minutieux.

On vante beaucoup l'*os* qui se trouve dans la *tête des carpes* contre les hémorrhagies du nez ; les *écailles d'huîtres* dans les pertes des femmes, & dans les autres affections spastiques des accouchées ; la *corne de bœuf*, l'*ongle d'élan*, *d'âne*, dans l'épilepsie ; le *lapis manati*, *la dent d'Hippopotame* dans la dysenterie (3).

Si on remarque un grand relâchement dans les fibres de ceux qui sont sujets aux aigreurs, on emploie les *coraux*, les *écailles d'huîtres*. Si en même temps il y a constipation, la *magnésie* doit avoir la préférence ; s'il s'agit de rappeller le cours des urines diminué par les spasmes, c'est *aux yeux d'écrevisses*, à la *chaux d'écailles d'huîtres*, aux *sels alkalins* qu'il faut recourir ; si l'on veut rétablir la transpiration insensible, la *corne*

(1) *Fulleri pharmacop. extempor. titulo, mixtura de bolo.*
(2) Mém. de l'Acad. Royale des Sciences de Paris, 1720.
(3) *Frid. Hoffmam. oper. supplem. part. 1. dissert. de specif. Antispasmod.*

de

de cerf brulée, & les autres *os calcinés* sont les absorbans les plus convenables (1). Dans les cas où les premieres voies sont farcies de glaires & de viscosités, on doit s'abstenir d'absorbans terreux (2), & se servir des *salins*.

Les *obvolvans* sont les huileux & les mucilagineux, dont il a été question au paragraphe précédent, & qui sont considérés ici, relativement à la propriété qu'ils ont d'envelopper & d'émousser les humeurs âcres. Ils sont en cette qualité les véritables antispastiques ou antidotes des poisons : *vix sanè*, dit M. Hoffman (3), *melior his datur antidotus ad pernicialem toxici ex animalium, vegetabilium & mineralium censu virus cicurandam & infringendam, lacte præsertim & pinguedinibus copiosè ingurgitatis, quæ non modo acertima venenorum spicula obtundant atque involvant, sed & constrictas per virus à validissimo spasmo membranas laxant, & hâc ratione veneni evacuationem sive per vomitum sive per secessum adjuvant.* C'est à raison de cette qualité que les décoctions de racines *d'althéa*, de *pivoine*, de *mauve*, de *branc-ursine*, de *bouillon-blanc*, de ses fleurs, de celles de *pavot-rouge*, de *lis*, de *violettes*, les émulsions huileuses, &c, ont la vertu de dissiper les contractions spasmodiques, & les douleurs de ventre des scorbutiques; que le *sperma Ceti*, l'huile *d'amandes douces*, le *sucre-d'orge*, le jus de *réglisse*,

(1) *Idem. oper. tom. 1. cap. de medicament. viribus.*
(2) *Vanswiet. comment. paragraph. 66.*
(3) *Frider. Hoffman. oper. tom. 1. sect. 2. cap. 4. parag. 11.*

les *figues*, les *jujubes*, les *dattes*, les *sébestes*, les syrops de *violettes*, *d'althéa*, de *tussilage*; les gommes *Arabique*, *Tragacanth*, le *chocolat*, le *lait de poules*, &c, sont si efficaces dans les toux convulsives séreuses.

Les vapeurs subtiles du Mont-Vésuve, connues sous le nom de *mofettes* pour les distinguer de la fumée qui s'éleve des laves refroidies, & qu'on appelle dans le pays *fumeta*, ces vapeurs, dis-je, occasionnèrent en 1754 une péripneumonie épidémique qui emportoit presque tous ceux qui en étoient attaqués, avec cette circonstance que les saignées ne faisoient qu'aigrir le mal. M. *Vivenzio*, célebre Médecin de *Nole*, ayant reconnu ce caractere spasmodique, combattit la maladie par les mucilagineux & les vapeurs des plantes émollientes : quand le spasme ou la grande difficulté de respirer étoit diminué, il faisoit tirer douze onces de sang. Il faisoit respirer un air humide, donnoit des remèdes mucilagineux; & par cette méthode il guérit presque tous ses malades en peu de temps, sans aucune expectoration, & sans crise sensible (1).

Il est à observer que ce Médecin bannit du traitement *l'huile d'amandes douces*, parce qu'il en avoit vû de mauvais effets; ce qui s'accorde avec ce que nous avons dit ci-devant, que les *huileux* ne conviennent pas dans les cas de phlogose, ou lorsque le sujet est d'un tempérament inflammatoire : j'ajoûte ici qu'il

(1) Hist. & phénom. du Vésuve, par le P. de la Torre, Journ. des Sçavans 1760, Novembre pag. 18.

faut également s'en abstenir dans les dispositions aux maladies de la peau, lorsque le sujet est menacé de rachitis ou de la noueure : en un mot, dans tous les cas où le solide a un tissu lâche & foible. Ainsi, il ne faut s'en servir qu'avec réserve & modération dans les tranchées des nouveaux nés ; & M. *Vivenzio* (1), de même que M. *Tissot* (2), ont grande raison de se récrier contre l'abus journalier que l'on fait de ce reméde.

Celui qui réfléchit que les convulsions consistent dans des mouvemens de contraction & de distraction qui froissent les fibrilles les unes contre les autres, d'où naît un échauffement ou une chaleur qui se communique à l'humide radical, le desséche, le rancit, change sa qualité balsamique en causticité, apperçoit que les *rafraîchissans* deviennent de véritables Antispasmodiques dans les affections spasmodiques qui durent beaucoup, ou qui se répétent souvent. Ces remédes sont donc recommandables dans les longues & fortes douleurs. La soif, l'ardeur, la sécheresse, les rapports nidoreux sont les symptômes auxquels on reconnoît la nécessité de les employer.

Une des causes les plus fréquentes des affections spastiques est l'usage des fruits, des légumes, de certaines boissons fermentables, préjudiciables à ceux dont le genre nerveux est trop sensible : ces choses ne sont

(1) *Ibid. pag. 19.*
(2) Avis au peuple sur la santé, pag. 259. 260.

pas sitôt parvenues dans leur estomac, que la chaleur humide du lieu en développe un air impétueux, qui est cet esprit sauvage connu sous le nom de *Gas Helmontii*, au contact duquel les fibres trop irritables se contractent avec force, ferment brusquement les orifices, & donnent des cardialgies violentes ou des douleurs de colique affreuses.

La connoissance de ce qui a précédé l'atrocité des maux que l'on endure, la distension du ventre, le gonflement des hypochondres & de la région épigastrique, la fréquence des éructations, décélent la cause du mal, & indiquent l'usage des remédes que nous avons dit avoir la vertu de la prévenir, de l'arrêter, d'en détruire le produit.

On empêche les effets de cet air fougueux en diminuant son élasticité par quelques tasses d'eau chaude simple, ou dont les vapeurs soient exaltées par un arômat léger, par des herbes diapnoïques, comme sont les fleurs de *sureau*, de *camomille*, de *primeverre*, d'*acacia*, d'*orange*, de *muguet*, d'*ulmaria* ou *Reine-des-prés*, les calices de *sauge*, de *mélisse*, les sommités *d'aurone*, de *lavande*; ou en le détruisant par les esprits minéraux dulcifiés connus sous les noms d'*æther*, de *liqueur anodyne*, *d'esprit* de *nitre doux*.

On l'arrête par ces derniers remédes qui n'ont pas seulement la propriété d'absorber, pour ainsi dire, l'air surabondant, mais aussi la vertu de suspendre le mouvement de fermentation qui le dégageoit des mixtes, & lui rendoit son état élastique.

Lorsqu'on est parvenu à dompter le mal au moyen de ces remédes, on en prévient le retour par un bon régime, & en faisant prendre journellement quelques doses d'une conserve *amère*, ou de quelque poudre semblable que l'on charge plus ou moins de sels neutres, selon que la constipation du ventre paroît l'exiger.

Si la puanteur de l'haleine tirant sur l'aigre, le dégoût ou l'appétit vorace, la salivation, les grincemens de dents pendant le sommeil, la démangeaison au nez, les yeux étincellans, les joues livides, ou la rougeur & la pâleur alternatives de l'une des deux (1), l'enflure du ventre, les borborygmes, des cardialgies, des coliques qui s'appaisent par les alimens, les déjections blanchâtres, les urines laiteuses, la sortie des vers, &c, font présumer que les spasmes ou les convulsions sont produites par ces insectes, on les combat par les *anthelmintiques*.

On se sert principalement des *huileux* dans les cas de cardialgie & de vives douleurs : *d'acides*, lorsqu'il y a de la fiévre ; & de remédes *fétides* & *amers*, quand il n'y en a point : de *terreux*, si les aigreurs dominent ; de *salins* & de *mercuriaux*, lorsque le sujet est d'un tempérament muqueux, & rempli d'obstructions.

Enfin, les *vomitifs* & les *purgatifs* tiennent le premier rang sur tous les Antispasmodiques, lorsque la cause des spasmes consiste dans la saburre âcre & visqueuse des premieres voies ; ce que l'on reconnoît par

(1) Journal de Médecine, tome 18. pag. 48.

les indices de l'affection vermineuse rapportés ci-dessus, par les différens enduits dont la langue est couverte, par les amertumes de la bouche, les nausées, les vomissemens, les syncopes, les serremens cardialgiques, les pertes d'appétit sans fiévre, les gonflemens des hypochondres, les borborigmes, la diarrhée, la constipation, &c; je me rappelle d'avoir plusieurs fois fait cesser les convulsions des petits enfans par l'émétique.

§. V.

Usage des Antispasmodiques calmans.

NOus avons dit que le volatil, qui fait la vertu de ces remédes, avoit besoin d'être arrêté par des enduits résineux : ces enveloppes, différentes les unes des autres, passent dans le corps, pénétrent dans la masse du sang avec la quintessence qu'elles renferment, & y produisent des effets analogues à leur nature : n'ayant pas ce degré de ténuité & de douceur dans leurs parties, qui rend celles de l'anodyn insensibles à l'irritabilité du systême artériel, étant au contraire composées de soufres grossiers & de molécules salines, capables, par leur expansion & par leur dureté, d'irriter le cœur & ses vaisseaux, d'augmenter la turgescence du sang ; il paroîtroit que leur usage dans les maladies aigues devroit être interdit ; néanmoins l'ataxie du genre nerveux qui accompagne assez ordinairement ces maladies, ou que certains remédes qu'on y employe, excitent, obligent souvent d'y avoir recours: *Sydenham*, le plus heureux Praticien de son temps, savoit ramener des fiévres anomales à un état bénin & régulier, par leur moyen. Il les employoit sur-tout lorsque la maladie exigeoit des évacuations par le haut ou par le bas; car il ne manquoit jamais de donner un *calmant* le soir du jour qu'il avoit purgé ou fait vomir son malade: combien de symptômes dans les maladies inflammatoires qui doivent être réprimés par ce reméde divin! La toux dans la rougeole, les grandes anxiétés, le délire dans la petite vérole, les points de côté excessivement douloureux dans la pleurésie, ne s'appaisent que par son ministère.

Sa vertu ne se borne pas même dans certains cas de cette nature aux symptômes, mais elle va jusqu'à la racine du mal, lorsque l'inflammation occupe des parties membraneuses fort sensibles. *Sydenham* a reconnu (1) que les ophthalmies opiniâtres ne se guérissent que par l'usage continué des narcotiques; méthode dont je viens de retirer le succès le plus complet. On connoît l'efficacité que M. Storck attribue à la *cigue*, au *stramonium*, à la *jusquiame*, à l'*aconit*, dans les carcinomes; & il n'est pas de Praticien qui n'ait vû des cas de douleurs néphrétiques, hémorrhoïdales, de rhumatisme inflammatoire, qui, après avoir résisté aux saignées, aux antiphlogistiques, ont enfin cédé à quel-

(1) *Processus integri, &c. de ophtalmia.*

ques prifes de calmans. Il n'eft donc pas étonnant que M. *Vanfvieten* recommande l'ufage des narcotiques dans l'inflammation même des boyaux. *Cum inflammationem inteftinorum*, dit-il, *fpafmus femper comitari foleat, hinc prudens opiatorum ufus commendatur, cum nullum ad fpafmos tollendos remedium potentius opio habeatur, uti quotidianæ obfervationes docent* (1).

La raifon qui permet l'ufage des hypnotiques dans les maladies inflammatoires, exige qu'on les emploie dans celles qui entraînent des évacuations exceffives & défordonnées. Les hémorrhagies confidérables du nez, les crachemens de fang, les pertes des femmes, ne peuvent guères fe guérir fans l'entremife des calmans, parce que les fpafmes font ordinairement la caufe de l'abondance& de l'opiniâtreté de ces pertes,felon cette belle remarque *de Frédéric Hoffman* : *Noftra regula eft nullam hæmorrhagiam largiorem fieri fine obftructione cujufdam vifceris vel fpafmo quodam fortiori internæ partis cujufdam : notabile eft in ipfâ hæmophthifi vel etiam menfium fluxu nimio, quando per paroxifmos fanguis cum impetu erumpit, cutem extrinfecùs corrugari, venas evanefcere, & anferinam quafi cutem fieri* (2).

Néanmoins, quoique ces remédes aient la vertu d'arrêter les évacuations, ils font auffi doués de celle de les provoquer lorfqu'on fait les placer à propos : en effet, loin de s'oppofer aux efforts que la nature fait

(1) *Comment. in Boerhaave, paragrah. 964. n. 3.*
(2) *In notis ad poteri oper. centur. iij. cap. 95.*

pour expulſer les matières morbifiques, on leur voit tous les jours exciter les mois aux filles, rappeller les lochies ſupprimées, faire couler les urines des calculeux; ils pouſſent les ſueurs dans les fiévres, ils favoriſent les éruptions critiques, ils purgent dans les coliques, ils rétabliſſent le ptyaliſme dans la petite vérole, ils amenent l'expectoration dans l'aſthme & la pleuréſie, ils la facilitent dans la phthiſie. *Metuunt quidam*, dit M. Vanſwieten, *ne ſputa ſupprimantur ab opiatis.......... Verum bonâ fide aſſerere poſſum quod poſt pacatum ſomnum ſemper viderim in phthiſicis faciliorem expectorationem & quidem puris omni dote boni* (1).

Pour comprendre la ſureté de ces remédes en pareille occaſion, il ne faut que ſe ſouvenir avec M. *Hecquet* (2) que les narcotiques adminiſtrés à propos, c'eſt-à-dire, avec les précautions que l'art exige, n'agiſſent que ſur ce qu'il y a d'excédent, de ſurcroît ou de ſuperflu dans la vertu ſyſtaltique, ſans intéreſſer le fonds de cette vertu. Alors donc un narcotique venant à n'ôter que ce que cette puiſſance a pris de trop par la maladie, il laiſſe encore à la nature de quoi ſatiſfaire ſuffiſamment à ſes fonctions & à ſes mouvemens ordinaires; de ſorte que nonobſtant l'action d'un narcotique, une évacuation régulière & dirigée par la nature ne ſouffre aucune dangereuſe atteinte.

Si les calmans ont la vertu de débrider, de déten-

(1) *Comment. in Boerhaave, paragraph. pag. 1210.*

(2) Réfléxions ſur l'uſage de l'opium, pag. 302.

dre les vaiſſeaux ſanguins, & de les délivrer des matières qui les engorgent, ils doivent à plus forte raiſon avoir cette efficacité à l'égard des tuyaux nervo-membraneux, quelle que puiſſe être la cauſe qui les engoue. Je les ai vûs plus d'une fois faciliter l'accouchement dans des cas d'une ſenſibilité trop exquiſe de l'orifice de la matrice, & tous les Praticiens conviennent que leur uſage doit précéder celui des diurétiques, lorſqu'un calcul eſt arrêté dans l'urètre. *In hiſce affectibus opiata ſeu ſaltem anodyna præmittenda eſſe calculum pellentibus volunt non minùs veteres quam recentiores Practici* (1). En effet, on pouſſeroit en vain le corps étranger, ſi auparavant on n'avoit aſſoupli les voies, c'eſt-à-dire, diſſipé les ſpaſmes du canal.

Mais le bénéfice des calmans eſt ſur-tout manifeſte dans les maladies qui dépendent du ſeul mouvement trop impétueux des eſprits, ſoit que cette *ataxie* vienne du trouble des paſſions, ſoit qu'elle procéde du tiraillement douloureux des fibres, ou qu'elle ait ſa cauſe dans l'impureté même de cette lymphe nervale : par conſéquent ils conviennent particulierement dans les grandes ſouffrances, dans les agitations de l'eſprit, dans les crampes, les convulſions, dans la cardialgie ſpaſmodique, les coliques venteuſes, les maladies démoniaques, les affections vaporeuſes, les paſſions hypochondriaques, le haut-mal, les fiévres hyſtériques, & dans ce nombre infini de cas de ſpaſmes ſans ma-

(1) *Rega accurata method. medend. cap. vj. pag. 475.*

tière, & dont la cauſe eſt purement nerveuſe.

Lorſqu'il s'agit de les employer, il faut toujours avoir l'hétérogénéité de leurs principes préſente à l'eſprit, ſonger à leur grande énergie, réfléchir que plus un remede a de vertu, plus il requiert de circonſpection, de prudence & de lumieres dans le Médecin; par conſéquent, qu'il ne doit ſe livrer à l'uſage des narcotiques qu'après avoir bien examiné les cas, peſé toutes les circonſtances, ſaiſi le vrai caractere de la maladie, conſidéré l'âge, la complexion, le tempérament, le régime de vie de ſon ſujet, s'être aſſuré de ſon idioſyncraſie; & quoiqu'il ait ſatisfait à toutes ces recherches, la prudence veut qu'il commence toujours par de petites doſes avant que d'en venir aux grandes, & qu'il ne les réitére qu'après s'être aſſuré de l'effet des précédentes.

Il eſt des maladies qui ſont ſimplement inflammatoires; c'eſt-à-dire, que leur cauſe n'agit que ſur les voies de la circulation, ſans que l'ataxie des eſprits ait aucune part au déſordre.

Les calmans donnés dans ce cas augmenteroient la maladie, parce que leurs ſoufres groſſiers irritans ſe joindroient à la cauſe du mal, & qu'ils engourdiroient par leur huile narcotique les émonctoires qui n'attendent que la coction de l'humeur morbifique pour coopérer à la guériſon.

Il y a des maladies où tout tend à la pourriture, & dont le premier effet eſt la deſtruction du ton des fibres.

Si l'on relâche encore davantage par les anodyns dans une telle disposition, il est évident qu'on accélere la mortification.

Quelques sujets n'ont les fibres trop sensibles, ne sont attaqués de spasme que par débilité ; les enfans, les vieillards, les convalescens, certains hypochondriaques sont dans ce cas.

On ne peut les soulager dans un accès, par les narcotiques, qu'en les préparant à souffrir plus violemment ensuite.

Plusieurs ont des mouvemens convulsifs par réplétion.

Le soufre expansible des opiates, en augmentant la raresence des humeurs, ajoutera donc à la cause du mal.

Les nerfs des uns sont si avides du volatil narcotique, qu'une dose médiocre porte à la tête, donne des vertiges, des étourdissemens, des pésanteurs apoplectiques : tous les ressorts se débandent, les esprits sont figés, le cœur en est engourdi, manque de force ; le froid s'empare des extrêmités ; on est réfroidi, glacé par le remede.

Le genre vasculeux des autres pompe le soufre grossier avec tant de promptitude & d'abondance, que le feu a tout embrasé avant que la vertu calmante ait pu se développer.

L'inflammation dans celui-ci, l'insensibilité dans celui-là, sont si durables, que la machine détraquée par l'anodyn de l'une ou de l'autre de ces façons, ne peut plus se remettre.

Les premieres voies s'approprient quelquefois le remede si en entier, que son action ne passe gueres au-delà, ou du moins qu'elle ne se communique au cerveau qu'après les vingt-quatre heures révolues (1); en attendant la vertu du remede concentrée dans les visceres, prive leurs fibres de toute irritabilité; les couloirs s'endorment, le mouvement péristaltique s'arrête, le ventre se constipe, les flatuosités s'y amassent, leur parenchyme se relâche, le sang surabonde dans des vaisseaux moins soutenus, & sollicite des vomissemens analogues à ceux que les femmes grosses essuient à leur réveil.

L'idiosyncrasie peut être telle que l'estomac ne pourra supporter le *laudanum* liquide, tandis qu'il s'accommodera du solide. Je connois une personne travaillée de coliques, que la moindre dose du *laudanum liquidum Sydenhamii* fait cruellement vomir, que l'opium pur ou son extrait soulage, en lui laissant cependant des foiblesses d'estomac & en la constipant; mais elle se purge, & sent son estomac raffermi par l'usage de la *thériaque*.

Combien d'autres considérations n'offre pas l'usage de ce genre de remede relativement à la diversité des *enveloppes* de l'anodyn?

Les observations de M. *Storck* ont appris que celles de la *jusquiame* sont laxatives (2) : la préférence que

(1) M. Lorry, Journ. de Médecine, tom. 4. pag. 68.
(2) *Ibid. tom. xviij. pag. 393. & suiv.*

les anciens donnoient à la *cynoglosse* dans les affections des reins, porte à croire qu'ils lui ont reconnu une qualité diurétique. *Friccius* parle de la décoction des baies de la *belladona*, comme d'un spécifique contre l'hydrophobie; de l'aconit comme d'un fébrifuge décidé (1). *Etmuller* appelle le *castoreum* le *bézoard de l'opium*, parce qu'il résout, atténue son soufre grossier, ce qui s'accorde avec les observations de M. *Garnier* (2). Personne n'ignore que le *camphre*, outre sa vertu anodyne, possede une qualité diaphorétique très-éminente. L'*assa fetida*, le *galbanum*, le *castoreum*, sont emménagogues; le *sang de bouquetin* est un résolutif très-vanté dans la fausse pleurésie; ceux de *liévre* & de *cochon* passent pour des remedes souverains dans les pertes des femmes, &c.

Dans l'usage des *calmans* on doit donc prêter attention à ces effets secondaires. Si, par exemple, la constipation accompagne le spasme, l'extrait de *jusquiame* doit être préféré aux narcotiques. On aura recours à la *cynoglosse* dans les affections spastiques des voies urinaires; à la *belladona* dans les convulsions des enragés; à l'*aconit* dans les fiévres spasmodiques qui prennent par accès. On alliera le *castoreum* au *laudanum*, lorsque l'accès ne se passera pas assez vîte. Si les contractions spasmodiques empêchent le cours régulier des regles, les *gommeux*, le *saffran*, remédieroient à

(1) *Ibid. tom. xviiij. pag.* 37. 38.
(2) *Ibid. tom. iv. pag.* 304.

l'irritabilité ; si l'érétisme est entretenu par des sérosités mordicantes propres à être expulsées par la transpiration, on aidera la nature avec le *camphre* ou par le *sang des animaux*, ainsi du reste.

---

§. VI.

Usage des Antispasmodiques irritans.

NOUS avons divisé ces remédes en *révulsifs* & en *dérivatifs*, parce qu'ils dissipent le spasme d'une partie, tantôt en faisant naître des contractions spasmodiques ailleurs, tantôt en ajoûtant un nouveau spasme à la partie même affectée spasmodiquement, c'est-à-dire, en changeant l'ordre de ses vibrations, ou en y excitant d'autres que celles qui font l'essence de la maladie, ou même de plus fortes.

Ils s'appliquent donc sur la partie en convulsion ou sur d'autres qui n'y sont pas.

Lorsqu'ils sont mis sur une partie externe qui n'est pas le siége du mal, ils font l'effet de *révulsifs externes :* si cette partie est interne, ils prennent la qualité de *révulsifs internes.*

Au contraire, si leur action porte sur la partie même attaquée de spasme, ils deviennent *dérivatifs : externes,* s'ils sont appliqués à l'extérieur ; *internes*, s'ils sont pris intérieurement.

On emploie avec succès les *vésicatoires* en qualité de *révulsifs externes* dans certaines fiévres qui affectent ſpécialement le genre nerveux, qui dérangent la diſtribution des eſprits, & produiſent des ſoubreſauts de tendons, des crampes, des convulſions, le hoquet, &c.

Si la fiévre, qui produit ces ſymptômes, eſt accompagnée d'inflammation conſidérable, ſi les humeurs du ſujet tendent à la diſſolution, ſi ſon tempérament eſt fort ſalin ou ſcorbutique, on ſubſtitue aux véſicatoires les *ſinapiſmes*, les *irritans acides* ou les *ventouſes ſéches*, dont l'effet révulſif eſt le même par rapport aux eſprits, que celui des véſicatoires : c'eſt de part & d'autre une douleur qui appelle le liquide nerveux en plus grande quantité vers la partie ſur laquelle on applique ces remédes, & qui en détourne la portion ſurabondante, des viſcères affectés de convulſions. De-là les ventouſes ont été reconnues de *Galien* pour un remède ſi ſouverain dans les ſpaſmes venteux, qu'il dit qu'ils ôtent ces ſortes de douleurs, comme par enchantement (1).

L'*aduſtion* eſt conſacrée chez les Aſiatiques contre les douleurs de colique. M. *Homberg*, né dans l'Iſle de *Java*, ſe ſouvenoit que quand les habitans de cette Iſle ont une certaine colique ou un cours de ventre douloureux qui eſt ordinairement mortel, ils s'en guériſſent en ſe brulant les plantes des pieds avec un fer chaud (2). On lit dans les *Lettres Edifiantes* des Miſſions Etrangeres une cure admirable opérée par ce moyen

(1) *Vanſwiet. in Boerhaave, parag.* 650. *n.* 3.
(2) Hiſt. de l'Acad. Royale des Sciences de Paris 1708.

moyen (1). Un célebre Médecin qui a long-temps pratiqué la Médecine à la Cour du *Grand Mogol*, a assuré qu'il guérissoit toutes les coliques par le moyen d'un anneau de fer d'un pouce & demi de diametre, qu'il appliquoit rougi au feu sur le ventre du patient, de maniere que le nombril en occupoit le centre. Les *piqûres* & les *brulures* de différentes parties, si familières aux Japonois, semblent ne produire leurs bons effets qu'en soulageant les spasmes d'une partie par l'irritation d'une autre. *Hippocrate* & les Anciens se servoient assez souvent de ce dernier reméde, comme on l'apprend de différens passages de leurs écrits recueillis par le Docteur *Ten-Rhyne*, qui s'est lui-même guéri d'une opiniâtre palpitation de cœur accompagnée de lypothimie dangereuse par le *moxa* (2).

Ajoûtons à ces histoires celle qui est rapportée par l'Académie des Sciences, d'une Dame qui fut radicalement guérie de violens maux de tête par le feu qui prit à sa coëffure, & qui lui brula le front & le dessus de la tête (3). On doit donc de la reconnoissance à M. *Pouteau*, Chirurgien de Lyon, qui, dans le dessein de réveiller l'usage d'un reméde trop négligé aujourd'hui, a détaillé la façon de s'en servir (4).

---

(1) *Vanswiet. ubi supra.*
(2) *Idem. ibid.*
(3) Hist. de l'Acad. Royale des Sciences de Paris, 1708.
(4) Mêlanges de Chirurg. dans le Journ. des Sçav. 1761, Mai, pag, 279.

Les ſecouſſes électriques méritent d'être éprouvées dans les maladies convulſives qui dépendent d'une inégalité de diſtribution des eſprits occaſionnée par quelque légere obſtruction d'une portion du genre nerveux ; on trouve dans les Auteurs modernes pluſieurs exemples de guériſons du mal caduc, & d'autres affections ſpaſmodiques opérées dans de telles circonſtances par ce ſingulier moyen.

Quant aux odeurs déſagréables & autres irritans externes, on y a recours dans des attaques de vapeurs, où le malade eſt hors connoiſſance, & ne peut rien avaler : on brule de *vieilles ſavattes*, des *plumes* ſous le nez des hyſtériques ; on leur fait flairer du *ſel volatil de corne de cerf*, de l'*aſſa fetida*, du *caſtoreum ;* on leur jette de l'*eau froide* au viſage ; on humecte les bords des paupieres avec du *fort vinaigre* ; on introduit du *ſel*, du *poivre*, de la *moutarde* dans la bouche ; on leur ſouffle des *ſternutatoires* dans le nez ; on tiraille par les poils ; on injecte des lavemens fétides, &c ; & tout cela en vûe de faire diverſion aux eſprits ſurabondamment déterminés vers le ſiége du ſpaſme.

Lorſque le malade eſt en état d'avaler, on joint à l'uſage des révulſifs externes celui des internes ; ceux-ci trouvent également leur place dans les flatuoſités & autres affections ſpaſmodiques du canal alimentaire ; rien en effet ne fait mieux à ces égards que de légeres irritations excitées dans les autres portions du canal par les carminatifs, comme il a été dit en ſon lieu.

Si l'ataxie est accompagnée de fiévre & produit l'insomnie, le délire, des convulsions, des inquiétudes, on a recours au *sel sédatif* de *Homberg*. Si elle dérange la distribution des esprits de manière à donner des vomissemens, on en rétablit l'équilibre par le moyen des *sels neutres*, qui, par leur amertume, excitent l'orifice supérieur de l'estomac à se contracter, & détournent ainsi une partie du fluide nerveux qui se portoit avec trop d'abondance, tant sur les autres fibres de ce viscère que sur celles du diaphragme & des muscles pectoraux & abdominaux. Le *fameux anti émétique de Riviere*, le jus de citron mêlé avec le sel d'ablynthe pris au moment de l'effervescence, fournit un aiguillon très-efficace à cet égard par un millier de bulles qui heurtent dans leur explosion les fibres de cet orifice; les autres sels recommandés dans ce cas par les Praticiens, sont le *tartre vitriolé*, le *sel de glauber*, l'*arcanum duplicatum*, le sel *polychreste de seignette*.

Ces mêmes remédes, appliqués sur la partie même affectée de spasme, y produisent l'effet *dérivatif*.

La strangurie, produite par la boisson, offre le cas de les employer comme dérivatifs externes, selon la théorie que nous avons donnée de l'action bienfaisante du *sel marin* dans cet accident.

La morsure des chiens enragés & des bêtes venimeuses est une autre occasion de s'en servir pour le même effet. M. *Nugent* conseille d'appliquer sur la partie mordue, le *fer ardent*, du *sel*, du *raifort*, des *oignons*, les *cantharides*, & cela dans l'intention de produire des contractions de différente nature que celles du venin (1).

Nous avons de plus vû que la *Musique* est un remède de ce genre, dont on se sert avec fruit dans le tarentisme, & je crois que ces moyens curatifs conviennent, en général, dans tous les spasmes sans matière, ou lorsque le mal dépend uniquement de l'ataxie des esprits; ce qui paroît avoir été connu dans la plus haute antiquité, puisqu'on lit dans la *Sainte Bible* que lorsque Saül eut des attaques de vapeurs, ses Officiers lui dirent : » Vous voyez que le malin esprit envoyé de » Dieu vous inquiète ; s'il plaît au Roi notre Sei- » gneur de l'ordonner, vos serviteurs qui sont auprès » de votre personne, chercheront un homme qui sa- » che toucher de la harpe, afin qu'il joue lorsque le » malin esprit envoyé par le Seigneur vous agitera, & » que vous receviez du soulagement : » *Dixeruntque servi Saül ad eum. Ecce spiritus Dei malus exagitat te. Jubeat Dominus noster & servi tui qui coram te sunt, quærent hominem scientem psallere cytharâ, ut quando arripuerit te Spiritus domini malus, psallat manu suâ, & leviùs feras* (2). D'ou il est évident qu'on savoit dès ce temps qu'un moyen efficace de faire cesser les spasmes sans matière, c'étoit d'exciter des vibrations contraires.

On fait naître des horripilations avec l'*eau froide*,

(1) *Comment. de rebus, &c. gest. volum. v. pag.* 340.
(2) *Libr.* 1. *cap. xvj. vers.* 15. 16.

ou l'on emploie d'autres irritans également capables de brouiller tout le *ſenſorium*, & d'augmenter le torrent des eſprits, lorſque l'opiniâtreté du mal fait ſoupçonner de la viſcoſité dans l'humeur ſubtile, qui par ſon acrimonie produit ces ſortes de ſpaſmes.

L'Hiſtoire de l'Académie contient un fait qui prouve l'utilité de cette méthode dans pareille occaſion. Une fille d'environ vingt ans & d'une très-bonne compléxion, eut, enſuite d'un chagrin très-mortifiant, des attaques d'épilepſie qui ſe répétoient juſqu'à ſix fois en vingt quatre heures, & qui réſiſterent à tous les remédes. M. *Lieutaud* étoit même prêt à en abandonner la cure au temps & à la nature, lorſqu'un jeune Apothicaire de l'Hôpital qui revenoit de la chaſſe aux petits oiſeaux, propoſa d'eſſayer ſi un coup de fuſil, tiré près du lit de la malade ſans l'en avertir, ne pourroit pas donner lieu, par la ſurpriſe, à quelque révolution qui termineroit la maladie, ou du moins la feroit changer de face. La choſe ayant été exécutée au moment que cette fille ſortoit d'un accès & commençoit à reprendre ſes ſens, elle en eut une frayeur qui la jetta dans un tremblement univerſel, plus extraordinaire que les convulſions qu'elle avoit eſſuyées, & ſon eſprit fut ſi troublé, qu'elle n'entendit rien de tout ce qu'on put lui dire pour la raſſûrer; en un mot, l'orage fut ſi vif qu'on la crut en danger, & qu'on ſe repentoit déja de l'y avoir expoſée. Cependant, après environ trois heures, tout ſe diſſipa; elle devint tranquille & raiſonnable, & elle éprouva un changement intérieur qu'elle ne pouvoit pas exprimer, mais qu'elle regarda comme un ſigne certain de guériſon. Son prognoſtic fut juſte ; les accidens diſparurent entiérement ; les régles qui avoient été ſupprimées depuis la premiere époque de ſa maladie, revinrent quelques jours après ; & lorſque M. *Lieutaud* lut cette relation à l'Académie, il y avoit plus d'un an qu'elle jouiſſoit d'une parfaite ſanté (1).

Les *dérivatifs internes* trouvent leur application dans les maladies ſpaſmodiques de l'eſtomac.

Si le ſpaſme eſt accompagné d'un mouvement de fermentation actuelle, ce que l'on reconnoît par le gonflement des viſcères & par les éructations qui ne diſcontinuent pas, *la liqueur minérale anodyne de Hoffman*, *l'eau de rabel*, *l'eſprit de nître doux*, *la mixture ſimple*, &c, ſont les irritans les plus convenables, parce que, comme nous l'avons déja pluſieurs fois avancé d'après les expériences du ſavant *Haller*, les eſprits ſulphureux, outre leur qualité irritante, poſſédent auſſi celle d'abſorber l'air ſurabondant que la fermentation a produit.

Si la fermentation eſt paſſée, & qu'elle ait laiſſé des acides, ce qui ſe reconnoît par le goût aigre des rapports qui s'échappent bien plus rarement que dans le cas précédent ; on doit recourir à l'eſprit de *corne de cerf*, à *l'eau de luce*, & autres *alkalis volatils*.

Si le ſpaſme eſt produit par la colere ou la bile, le *nître* & les acides ſont des irritans qui peuvent convenir.

(1) Hiſt. de l'Acad. Royale des Sciences, 1752.

Si la cause fondamentale consiste dans la débilité ou le relâchement des fibres, on donne la préférence aux *élixirs amers*, aux *teintures spiritueuses*, & autres stimulans phlogistiques, dont la vertu tonique maintient le resserrement du tissu irrité.

Si cette cause réside dans un courant vicieux d'oscillations, on employe des remédes capables d'exciter des ondulations dans un sens opposé à celui qui fait la maladie : ainsi l'*anti-émétique de Riviere* & les *sels neutres* sont, par cette raison, indiqués dans les vomissemens spasmodiques, comme l'*ipécacuanha*, & les autres doux vomitifs le sont dans les flux de ventre habituels, lesquels, selon le célebre *Baron Vanswieten* (1), résistent aux adstringens & autres remedes, & ne cedent aux émétiques que parce qu'ils affoiblissent ou changent la trop forte direction du mouvement péristaltique, ce qu'il prouve par l'autorité d'*Hippocrate* & par ses propres observations : *Memini*, dit-il, *me aliquoties diuturnas diarrheas adstringentibus aliisque remediis incassum tentatas, curasse, dum singulis diebus per triduum mane vomitorium darem, licet nulla signa docerent aliquid circà primas vias hærere, quod stimulo suo alvi fluxum faceret : imò accidit, quamvis rarò, quod nec sic quidem cederet pertinax morbus, sed adhuc dare debuerim alternis diebus emeticum per tres vel quatuor vices, felici successu, dato tamen, vesperi post emetici operationem finitam, opiato.*

1) *Comment. in Boerhaave*, *parag.* 722.

Enfin, ſi le ſpaſme eſt l'effet de la triſteſſe & des chagrins, l'on peut d'autant plus ſe fier à l'action ſtimulante du vin, qu'elle eſt expreſſément recommandée dans ce cas par la *Sainte-Ecriture. Date ſiceram mœrentibus & vinum his qui amaro ſunt animo; bibant & obliviſcantur egeſtatis ſuæ, & doloris ſui non recordentur amplius* (1).

Nous croyons avoir ſatisfait aux quatre parties du problême; ayant expliqué dans notre Introduction en quel ſens on doit prendre les qualités qu'on donne aux remedes, & prouvé dans notre premier Chapitre que l'eſſence du ſpaſme proprement dit conſiſte dans un redoublement de la contraction des fibres produit par l'ataxie des eſprits, laquelle a ſa cauſe, ou dans l'affection du genre nerveux même, ou dans certains vices de la conſtitution des fibres; nous en avons conclu que la nature des Antiſpaſmodiques proprement dits eſt relative à l'appareil organique qui met la contractilité des fibres en rapport avec les eſprits, & à l'économie des nerfs qui dirige les mouvemens de ce fluide; qu'elle conſiſte dans la vertu de modérer cette contractilité ou force motrice, & de réfrener la fougue des eſprits.

Nous avons enſuite paſſé à la maniere dont ils produiſent ces effets en général; ce qui nous a engagé à faire l'analyſe de cette contractilité, à la réſoudre en

(1) *Libr. proverb. cap. xxxj. verſ. 6.*

ſes deux élémens, l'élaſticité & l'irritabilité, & à conſidérer les ſervices que ces propriétés rendent à la force motrice, tant en commun qu'en particulier; d'où nous ſommes parvenus à connoître que la maniere générale dont ces remedes préviennent ou arrêtent les ſpaſmes proprement dits, ſe réduit à la ſoupleſſe qu'ils procurent aux fibres trop roides & trop tendues; au ton qu'ils rendent à celles qui manquent de force; au verniſſement des parties trop nues; au rallentiſſement du mouvement des eſprits; à la modération de l'activité des choſes irritantes; cela a fait la matiere du ſecond Chapitre.

Or, comme ces remedes produiſent ces différens effets de diverſes façons, tant à raiſon de l'oppoſition de leur nature, que parce que ceux qui ſont de même nature agiſſent différemment; nous avons, dans notre troiſieme Chapitre, fait ſervir cette oppoſition de nature à l'établiſſement de leurs claſſes, la diverſité des effets à la formation de leurs genres, & la différente façon de produire ces effets à la diviſion des genres en autant d'eſpeces qu'il y a de méchaniſmes particuliers; de ſorte que cette derniere diviſion a exigé des détails de théorie puiſés dans les connoiſſances les plus abſtraites de la phyſique du corps humain, & dans ce qu'elle préſente de plus difficile à ſaiſir.

Il paroîtra même peut-être que nous avons trop donné à l'imagination dans quelques-unes de ces explications, notamment dans celle qui regarde l'action des calmans ſur les eſprits. Mais je penſe n'avoir rien dit qui choque la vraiſemblance; & pour ce qui concerne le méchaniſme des narcotiques, on doit ſe ſouvenir que quelque déliées que ſoient les globules ſpiritueuſes, elles reſtent toujours dans la claſſe des êtres matériels, qu'elles doivent leur formation à la réunion des élémens, que les eſprits circulent, qu'ils ſe frottent mutuellement, ſe heurtent contre les parois de leurs vaiſſeaux, & par conſéquent qu'ils ſont ſuſceptibles de toutes les modifications qui peuvent affecter les corps les plus volumineux, que leur température eſt auſſi altérable que celle des autres humeurs, & leurs vices corrigibles par les moyens ordinaires.

D'autres jugeront, qu'en ſuivant le fil de ces diviſions, nous nous ſommes éloignés des Antiſpaſmodiques proprement dits, & que nous avons perdu de vûe l'objet propoſé par l'Académie.

Je répondrai à ceux-ci que la vertu des remédes étant relative à la diſpoſition des corps, il n'en eſt preſque point qui ne puiſſent devenir Antiſpaſmodiques en toute rigueur, dans certaines occurrences. Si, de l'aveu de tous les Médecins, les *abſorbans*, la *ſaignée*, les *inciſions*, ſont de véritables Antiſpaſmodiques lorſqu'ils font ceſſer les ſpaſmes qui dépendent d'aigreurs, de la phléthore, de la tenſion méchanique des fibres; les remédes que j'ai propoſés méritent également d'être mis au rang des Antiſpaſmodiques proprement dits, toutes les fois qu'ils détruiſent des cauſes matérielles, qui, dans des ſujets diſpoſés à l'ataxie, produiſent de véritables convulſions. *In curationem*, dit l'Hippocrate

Hollandois (1), *priùs perveſtiganda eſt cauſa ſingularis & locus primariò affectus unde convulſio ortum habet; dein ocyùs medicamenta applicanda quibus acre leniri, impactum reſolvi, contractum laxari poſſit; unde diluere, laxare, revellere, lenire, fere ſanare ſolent convulſiones haſce; nec unquam ſpecioſo Antiſpaſticorum titulo fides adhiberi debet.*

Enfin, la diſtribution des Antiſpaſmodiques proprement dits en deux claſſes, établie dans le troiſiéme Chapitre, a été également obſervée dans le quatriéme, ſelon laquelle nous avons partagé celui-ci en deux ſections, dans l'une deſquelles nous avons marqué l'uſage des Antiſpaſmodiques ſpirituels; dans l'autre celui des matériels, & celle-ci a été ſubdiviſée en autant de Paragraphes que ces derniers Antiſpaſmodiques contiennent de genres, ſous leſquels nous avons rangé leurs eſpéces, & rappellé les principaux cas où chacune d'elles veut être employée, en ſuggérant les précautions que l'on doit prendre dans leur uſage, les préparations qu'il faut y apporter, & les exceptions qui s'y rencontrent. Nous ſouhaitons que ce pénible travail tourne à la plus grande gloire du Très-Haut & à l'utilité du genre humain.

(1) *Aphor. de cognoſc. & curand. morbis, paragraph.* 713.

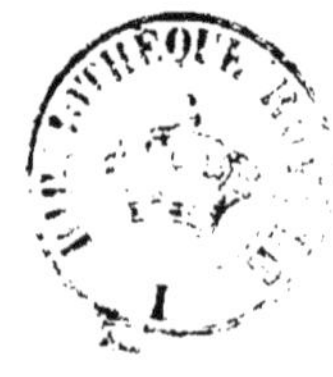

FIN.

TABLE DES MATIERES.

A

B

C

D

E

F

G

H

I

Elle

M

O

P

R

S

T

V

Fin de la Table.

APPROBATION.

J'Ai lu par ordre de Monfeigneur le Vice-Chancelier, une *Diſſertation ſur la nature, la maniere d'agir, les eſpéces & les uſages des Antiſpaſmodiques proprement dits*, compoſée par M. Guillaume-Lambert Godar, Docteur en Médecine. Je n'y ai rien remarqué qui s'oppoſe à ſon impreſſion. *Signé*, VERNAGE. Ce 10 Avril 1765.

PRIVILÉGE DU ROI.

LOUIS, par la grace de Dieu, Roi de France & de Navarre : A nos amés & féaux Conſeillers, les gens tenans nos Cours de Parlement, Maîtres des Requêtes ordinaires de notre Hôtel, Grand-Conſeil, Prevôt de Paris, Baillifs, Sénéchaux, leurs Lieutenants Civils & autres nos Juſticiers qu'il appartiendra ; Salut. Notre bien amé le Sieur DESVENTES, Libraire à Dijon, nous a fait expoſer qu'il deſireroit faire imprimer & donner au Public un Ouvrage qui a pour titre : *Diſſertation ſur la nature, la maniere d'agir, les eſpéces & les uſages des Antiſpaſmodiques proprement dits, par* GUILLAUME-LAMBERT GODAR, *Docteur en Médecine*, s'il Nous plaiſoit lui accorder nos Lettres de Privilèges ſur ce néceſſaires. A CES CAUSES, voulant favorablement traiter l'Expoſant, Nous lui avons permis & permettons par ces Préſentes de faire imprimer ledit Ouvrage autant de fois que bon lui ſemblera, & de le vendre, faire vendre & débiter par tout notre Royaume, pendant le tems de *trois* années conſécutives, à compter du jour de la date des Préſentes. Faiſons défenſes à tous Imprimeurs, Libraires & autres perſonnes de quelque qualité & condition qu'elles ſoient, d'en introduire d'impreſſion étrangere dans aucun lieu de notre obéiſſance. A la charge que ces Préſentes ſeront enregiſtrées tout au long ſur le Regiſtre de la Communauté des Imprimeurs & Libraires de Paris, dans trois mois de la date d'icelles, que l'impreſſion deſdits Ouvrages ſera faite dans notre Royaume & non ailleurs, en bon papier & beaux caracteres, conformément à la feuille imprimée attachée pour modele ſous le contre ſcel des Préſentes, que l'impétrant ſe conformera en tout aux Réglemens de la Librairie, & notamment à celui du 10 Avril 1725 ; qu'avant de les expoſer en vente le Manuſcrit qui aura ſervi de copie à l'impreſſion dudit Ouvrage, ſera remis dans le même état où l'Approbation y aura été donnée, ès-mains de notre très-cher & féal Chevalier Chancelier de France, le Sieur Delamoignon ; & qu'il en ſera enſuite remis deux Exemplaires dans notre Bibliothèque publique, un dans celle de notre Château du Louvre, un dans celle dudit Sieur Delamoignon, & un dans celle de notre très-cher & féal Chevalier Vice-Chancelier & Garde des Sceaux de France, le Sieur de Meaupou ; le tout à peine de nullité des Préſentes. Du contenu deſquelles vous mandons & enjoignons de faire jouir ledit Expoſant, ou ſes ayans cauſes, pleinement & paiſiblement, ſans ſouffrir qu'il leur soit fait aucun trouble ou empêchement. Voulons qu'à la copie des Présentes qui sera imprimée tout au long au commencement ou à la fin dudit Ouvrage, foi soit ajoutée comme à l'original. Commandons au premier notre Huissier ou Sergent sur ce requis, de faire pour l'exécution d'icelles tous actes requis & nécessaires, sans demander autre permission, & nonobstant clameur de Haro, Charte Normande & Lettres à ce contraires : car tel est notre plaisir. Donné à Paris le vingt-deuxieme jour du mois de Mai, l'an de grace mil sept cent soixante-cinq, & de notre regne le cinquantieme.

LE BEGUE.

Regîtré sur le Regître XVI de la Chambre Royale & Syndicale des Lib. & Imp. de Paris, n° 548, fol. 308, conformément au Réglement de 1723. A Paris ce 31 Mai 1765.

DESPILLY, Adjoint.

www.ingramcontent.com/pod-product-compliance
Ingram Content Group UK Ltd.
Pitfield, Milton Keynes, MK11 3LW, UK
UKHW022027170726
13837UKWH00001B/438

9 782329 429090